I0041104

Ouvrages du même Auteur :

1° MÉMOIRE SUR LES EAUX THERMALES DE BRIDES (Savoie) lu à la Société d'hydrologie médicale de Paris, le 25 mars 1861.

2° LES EAUX THERMALES DE BRIDES-LES-BAINS (Savoie) en 1860 et 1861,

3° ETUDES MÉDICALES sur les Eaux thermales purgatives de Brides-les-Bains, près Moûtiers (Savoie), suivies de Considérations sur les Eaux minérales de Salins et les Eaux-mères des Salines de Moûtiers. — *Moûtiers* 1863.

4° NOTICE HISTORIQUE, PHYSICO-CHIMIQUE ET MÉDICALE sur les Eaux thermales chlorurées de Salins près Moûtiers (Savoie). Paris, J.-B. Baillère 1869.

MOUTIERS. — *Imprimerie Marc CANE.*

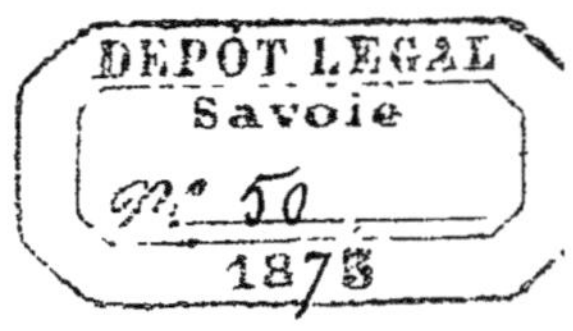

LES EAUX
THERMALES PURGATIVES
DE
BRIDES-LES-BAINS

PRÈS MOUTIERS (SAVOIE).

ÉTUDES MÉDICALES ET OBSERVATIONS CLINIQUES

PAR

Le Dr LAISSUS Fils,

Médecin de l'Hôtel-Dieu de Moûtiers,
Médecin aux Thermes de Brides et de Salins,
Membre correspondant des Sociétés de Médecine de Lyon, de Turin,
de Chambéry, de la Société d'Hydrologie de Paris, etc.
Inspecteur des Pharmacies, Médecin des Epidémies,
Membre du Conseil Général de la Savoie.

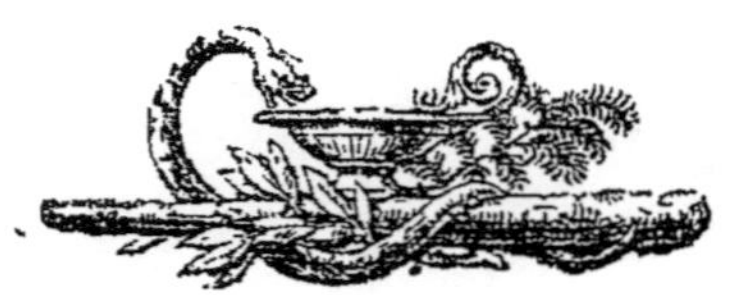

PARIS
J.-B. BAILLIÈRE ET FILS,
19, RUE HAUTEFEUILLE 19.
1873.

I.

HISTORIQUE.

L'origine des Eaux de Brides connues anciennement sous le nom d'*Eaux du Bain*, puis d'*Eaux de La Perrière* remonte à une époque assez reculée. Une vieille tradition qui s'est perpétuée d'âge en âge dans le pays, la dénomination de *Hameau des Bains* que porte d'un temps immémorial le village actuel de Brides, ainsi que la découverte faite en 1817, près des sources thermales d'une médaille d'or sur laquelle on voyait d'un côté l'effigie d'une impératrice avec le mot *Faustinæ* et de l'autre le Dieu Esculape assis et appuyé sur une urne d'or d'où s'écoulait une source, sont déjà des indices non douteux de l'existence d'anciens thermes que des inondations et des accidents de terrains ont du souvent faire disparaître.

D'après un manuscrit latin trouvé dans les archives de la maison de Villard-Reymond d'Aime, manuscrit qui ne paraît être qu'une copie écrite dans le 16e siècle et qui contient le récit d'événements qui se sont passés dans la Centronie au commencement du 3e siècle, l'antiquité de nos Eaux daterait des premiers siècles du Christianisme ; et déjà alors elles auraient été utilisées par les colonies romaines qui occupaient la Gaule, comme le prouverait la note suivante extraite du dit manuscrit (1) :

Anno seq : amicorum mortem, primiun senis Agathæ, paulo post Vitellii viduæ, demùm egregiæ Juliæ lacrymis prosecuti sumus. Hæc a longo tempore doloribus acerbissimis, post ubertum cruciabatur. Suadentibus indigenis, S domum ad habitantum percommodam propè scatebram calidam surgentem in angusto agro plano in quo interfluit Doronus, duobus milliariis infrà Coloniam construxerat. Huc Juliam ægrotam traustulerat cujus in principio morbum usus aquæ lenire visus est ; hic tamen obiit, relicto S dolore animi confecto. » (2)

C'est-à-dire, selon la traduction française « L'année

---

(1) D'après les savants, ce manuscrit n'aurait pas toute l'authenticité désirable.

(2) On lit cette note dans les Documents historiques sur les Eaux de La Perrière par l'intendant Orsi, page 27.

« suivante (l'an 211 de l'ère chrétienne) nous eûmes à « pleurer la mort de trois de nos amis, d'abord celle du « vieux Agatha, peu à près celle de la veuve de Vitellius, « enfin celle de l'intéressante Julia. Celle-ci souffrait « depuis longtemps de cruelles douleurs, suite d'une « fausse couche. Sempronius par le conseil des Indigènes, « avait fait construire une maison commode près d'une « source chaude qui se trouve dans une petite plaine « traversée par le Doron, à deux milles en dessous de la « Colonie (Bozel); il y avait fait transporter son épouse « malade. L'usage de l'eau de cette source parut d'abord « calmer les douleurs de Julia; cependant elle y « mourut, laissant Sempronius dans la plus profonde « désolation (1). »

Il faut arriver à la brochure du Révérend Père Bernard, intitulée les *Eaux du Bain* et imprimée à Villefranche en 1685, pour avoir un témoignage certain et positif de l'époque à laquelle nos Eaux étaient déjà employées. Ayant la bonne fortune d'avoir entre les mains un exemplaire de cette ouvrage devenu très rare aujourd'hui, nous en extrairons les passages les plus intéressants et les plus curieux. Après une épître dédicatoire à Mgr François Amédée Millet de Challes, archevêque de Tarentaise, le Père Bernard débute ainsi :

---

(1) Documents historiques par M. le chevalier Orsi, pages 27 et 28. Moûtiers 1836.

« Quoyque le Ciel verse ses influences sur toutes les « parties de la terre, cependant il ne les favorise pas « toutes également ; il y a certains lieux choisis où il ne « nait que des lys et des rozes ; il en est d'autres où il ne « croist que des chardons et des épines. Il en est de « même de la terre, elle a ses bons et ses méchants « endrois, et soit que les eaux du déluge dont elle fût « submergée, ayant croupy plus long-tems dans certains « lieu que dans les autres, y ayent laissé de plus grandes « marques de la colère de Dieu, ou que la nature qui ne « fait rien de superflu, n'aye pas jugé à propos de rendre « toutes ses merveilles communes, il est vray de dire « que suivant le mouvement de son autheur, qui pour « être la source de tous les biens, garde cependant « quelque ménagement dans la distribution qu'il en fait, « ne les donnant que selon les besoins des sujets qui les « doivent recevoir, aussi n'ouvre-t-elle ses trésors que « dans les endroits où ils sont nécessaires et à proportion « des besoins que les peuples qui les habitent en peuvent « avoir. Cela se voit clairement dans les Eaux dont je « fais la peinture, car elle naissent à une lieuë de la Ville « de Moustier, capitale de Tarentaise, que les Romains « ont anciennement appellé la Province des Centrons, et « pour marque qu'elles ne sont pas nouvelles, et qu'elles « ont été autrefois en usage dans le même tems que les « Empereurs firent construire les bains d'Aix en Savoie, « c'est que le lieu de leur source a toujours porté le nom « de Bains. On y voit même encor l'endroit ou les Sei-

« gneurs Archevêques faisaient leur séjour pendant les « plus beaux mois de l'année : mais comme les maisons « de campagne ne sont pas également agréables à tout le « monde, et qu'il arrive des révolutions qui font changer « de face à toutes choses, la peste s'étant renduë univer- « selle en *mille cinq cent soixante-dix*, et Monseigneur « Joseph de Parpaille Archevêque de Tarentaise étant « mort de cette maladie qui ravagea presque tous les « états de Savoye, ces eaux perdirent leur vogue, et leur « vertu resta presque inutile.

« Elles sont restées très long-tems dans cet état, et elles « le seraient peut-être encor, si la nécessité qui ne « néglige rien quand elle veut soulager, n'avait porté les « affligés à les fréquenter de nouveau, quoy qu'elles « fussent réduites à certains petits amats qui s'étaient « conservez des réservoirs; et ou elle ne laissaient pas « d'opérer, quoy qu'elles fussent purifiées qu'a demy, et « mélées avec la rivière de Doron, dont elles ne sont « éloignées que d'une demie portée de pistolet.

« Comme cette rivière prend sa source dans les hautes « montagnes de Champagny et de Pralognan, et qu'elle a « un penchant qui la rend extrêmément rapide, cela fait « qu'elle entraine de la pierre et de la terre toutes les fois « que les pluyes deviennent fréquentes, mais l'ayant été « beaucoup plus en l'année *mille six cens cinquante-trois* « que les précédentes, elle acheva ce que la peste avait « commencé, et elle sabla ces bains que celle-là avait « rendu quasi inusitez.

« Néanmoins la nature jalouse de ses trésors ne per-
« mettant pas qu'ils restent cachez, a triomphé dans la
« suite des obstacles qui les tenaient renfermez dans son
« sein, en découvrant elle-même ces eaux que la rivière
« voisine avait sablé (1).

On voit donc d'une manière certaine que les Eaux de Brides étaient employées dès le 16me siècle, comme en fait foi cette brochure authentique, et il est très probable qu'elles étaient déjà connues dans notre pays au moment de l'invasion Romaine, comme tendent à le prouver la déclaration du Père Bernard lui-même, la tradition, les documents ci-dessus relatés, et l'habitude qu'avaient les Romains de créer des établissements auprès des Eaux minérales.

Après la catastrophe de 1653, les Eaux nouvellement découvertes furent administrées par M. Varrot, notaire à Moûtiers, qui en était devenu propriétaire. On ne sait ce qu'il advint des Eaux depuis cette époque ; les renseignements font complétement défaut. On lit dans une statistique imprimée à Paris en 1806 par M. Lelivec, inspecteur des mines du département du Mont-Blanc, que « le
« hameau des Bains, commune de La Perrière doit son
« nom à des Eaux thermales autrefois très fréquentées,

---

(1) *Les Eaux du Bain* dédiées à Monseigneur l'Archevêque de Tarentaise par le Révérend Père Bernard, religieux de l'observance de St-François, docteur et professeur en théologie, et custode de Savoye — Villefranche 1685 — pages 5 et 6.

« mais qui paraissent avoir été dérangées par des ébou-
« lements » (1).

Il faut remonter à l'année 1818 dans le courant de laquelle, les Eaux de Brides, grâce à la débâcle d'une grande masse d'eau qui s'était formée au-dessus de Champagny, furent de nouveau rendues à l'humanité par l'inondation qui en fut la suite, qui amena un léger déplacement dans le lit du Doron et enleva la couche de graviers et de débris schisteux qui couvrait les sources thermales.

Le docteur Hybord qu'on a appelé à juste titre le régénérateur des Eaux de Brides, émerveillé de leurs effets curatifs, ouvrit alors une souscription pour entreprendre les premiers travaux de captation, et avec le concours de quelques personnes dévouées au pays, il prit l'initiative de la formation d'une Société qui se constitua le 20 septembre 1819, au capital de 30,000 fr, formé par 60 actions de 500 francs, capital augmenté plus tard de 4 actions prises par S. M. Victor-Emmanuel et de 14 souscrites par la Province. Cette société fit exécuter les travaux les plus urgents, c'est-à-dire, une forte digue contre le torrent, un mur solide d'épaulement du côté de la montagne et un bassin impénétrable pour contenir les Eaux, et de plus, elle fit établir un pavillon en charpente, offrant une salle d'attente au-dessus du bassin et 18 cabinets à bains ou douches tout autour de ce dernier.

---

(1) *Journal des mines*, tome 20, page 497.

Cet établissement provisoire devint bientôt insuffisant ; et la société qui ne disposait pas de ressources assez considérables ceda les Eaux à la Province de Tarentaise par acte du 20 juin 1833. Avant cette cession des Eaux à la Province (arrondissement) il avait été fortement question de savoir où l'on devait construire le nouvel Etablissement ; les uns, en minorité, voulaient le transporter dans les prairies situées au-dessous du village, là même où il existe maintenant ; les autres opinaient qu'il fallait bâtir sur le lieu même de la source, en creusant, au besoin, un nouveau lit pour le torrent dans le plateau de vignes situé sur la rive droite, projet qui offrait le double avantage d'agrandir convenablement l'espace nécessaire pour la construction d'un Etablissement sur la source même, de mettre peut-être à découvert d'anciens travaux probablement enfouis sous l'éboulement qui a formé ce plateau, et de capter une plus grande quantité d'Eau minérale tout en lui conservant sa chaleur. Ce projet appuyé d'ailleurs par un rapport du chimiste Gioberti qui avait été envoyé par le gouvernement pour analyser les Eaux, avait été adopté et les travaux adjugés au sieur Claude Ancenay sur la mise à prix de 12,000 fr. mais une irrégularité commise par l'adjudicataire avant les enchères, fit annuler cette adjudication par le conseil administratif ; en même temps survinrent les événements politiques de 1821 à la suite desquels plusieurs administrateurs furent destitués de leurs emplois ; alors tout fut abandonné jusqu'au moment où les sociétaires cédèrent leurs droits à la Province par l'acte précité du 20 juin 1833.

Ce fut sous l'administration provinciale que le transport des Eaux dans la plaine fut résolu, et que l'Etablissement actuel fut construit et ouvert au public en 1840, d'après les plans de l'ingénieur Mélano. Administré économiquement par la Province jusqu'en 1843, il fut alors loué à M. Moret qui céda bientôt son bail au Dr Fauchey-Decorvey. Ce dernier fit marcher les Eaux jusqu'en 1847 époque à laquelle la Province fut obligée d'en reprendre l'administration, et la confia plus tard le 28 février 1850 au Docteur Laissus père pour la durée de 15-29 ans. A partir de l'année 1865, la ville de Moûtiers devenue propriétaire des Eaux a fait exécuter d'importantes réparations à l'Etablissement thermal, et l'a administré elle-même jusqu'à ce jour. Il est actuellement question de la vente des Eaux de Brides concurremment avec celles de Salins dont la ville est également propriétaire, a une Société française qui, nous l'espérons, fera valoir, comme elles le méritent, nos richesses hydrologiques. Nous appellons la réalisation de ce projet de tous nos vœux, car nous sommes persuadé que nos Etablissements thermaux installés et tenus comme ils doivent l'être, améneront dans notre pays un concours immense de baigneurs et feront ainsi la fortune de notre Tarentaise.

II.

GEOLOGIE — TOPOGRAPHIE CLIMATOLOGIE.

1° GÉOLOGIE.

Avant de jaillir à la surface du sol, les Eaux thermales traversent plusieurs terrains auxquels elles doivent souvent leurs propriétés chimiques (1); il n'est donc pas sans intérêts d'examiner la constitution géologique des montagnes de la Tarentaise, avant d'aborder l'étude de ses Eaux minérales. Je suis heureux d'offrir à mes lecteurs le résumé géologique suivant que je dois à la bienveillance de M. le chanoine Vallet, savant géologue, dont s'honore la Savoie.

« L'ensemble des terrains qui constituent le sol de la Tarentaise, comprend :

1° Les roches cristallines (granitiques).
2° Les dépôts houillers (anthracifères).
3° Les dépôts triasiques.
4° Les dépôts jurassiques.

(1) Tales sunt aquæ, qualis terra per quam fluunt *(Pline)*.

1° LES ROCHES CRISTALLINES.

Ces roches forment dans la partie ouest de la Tarentaise, une chaîne d'environ 15 kilomètres de largeur qui vient du Mont-Blanc par la vallée de Beaufort, traverse l'Isère entre Conflans et Petit-Cœur, et va se relier au massif granitique de la Bérarde en Dauphiné. A l'est, elles se montrent à la base des hautes montagnes comprises entre Bozel, Thermignon, Tignes et Macôt ; on en voit un affleurement au dessus du Planey sur la route de Pralognan ; le vallon de la Leysse au sud-est de la Vanoise, et la petite vallée de Pesey sont en grande partie creusés dans leurs assises.

2° LES DÉPOTS HOUILLERS OU ANTHRACIFÈRES.

Le terrain houiller de la Tarentaise se compose de grés micacés, de poudingues siliceux et de schistes argileux dont les feuillets renferment sur quelques points des lits de charbon et de très-belles empreintes végétales. Il existe un gisement très-connu de ces plantes fossiles à Petit-Cœur sur la rive gauche du torrent qui descend de Nâves, et un autre sur la route du col des Encombres, à Saint-Michel. Le dépôt houiller a une très-grande extension dans ce district des Alpes. A l'ouest de Moûtiers, une bande assez étroite de grés à anthracite passe à Nâves, Petit-Cœur,

Bellecombe, Doucy et Celliers. Une nappe beaucoup plus étendue occupe la région centrale, elle se montre à Bellentre, Aime, Bozel, Moûtiers Montagny, Salins, La Perrière, St-Martin, et remonte entre les deux vallées de Pralognan et de Belleville vers les Encombres et Chavières.

3° LES DÉPOTS TRIASIQUES.

Le trias, d'après les observations les plus récentes, est représenté dans les Alpes : 1° Par des grés blancs ou roses qu'on avait désignés, jusqu'ici, sous le nom de quarzites ; 2° par des schistes calcaréo-talqueux, alternant quelquefois avec des calcaires cipolins ; 3° par des assises de dolomies, de cargneules et de gypses ; 4° par des schistes argilo-ferrugineux rouges, violets ou verts.

Près de la source de Nambrun, au col de Verbuche et de Valorsière, on voit très-bien cette série toute entière, et dans l'ordre normal de superposition. Aux environs de Moûtiers et spécialement dans la vallée de Brides et les petites vallées latérales, ces divers membres de la formation triasique sont également très-développés, mais par suite de violentes dislocations que le sol a éprouvées sur ce point, il n'est pas aussi facile d'en saisir les relations.

4° LES DÉPOTS JURASSIQUES.

Immédiatement au-dessus des schistes argilo-ferrugineux (marnes irisées), on observe généralement en Tarentaise et en Maurienne, un calcaire schisteux gris foncé extrêmement coquiller, dans lequel j'ai découvert, l'année dernière, les fossiles caractéristiques de l'étage infraliasien. Les couches de ce dépôt fossilifère n'ont qu'une faible épaisseur ; elles sont toujours recouvertes par de puissantes masses de lias alpin. Les assises inférieures de ce dernier terrain sont ordinairement compactes, les supérieures sont marneuses, friables et de couleur noire ; en se délitant, elles donnent, à l'époque des grandes pluies ou de la fonte des neiges, un aspect boueux aux torrents qui les traversent.

Le lias constitue la grande chaîne calcaire qui s'étend de St-Jean-de-Belleville à St-Michel en Maurienne. Dans un énorme bloc détaché de cette montagne, à 2 heures au-dessus de St-Martin, sur la route des Encombres. M. Sismonda a découvert, il y a quelques années, le célèbre gisement dit de la *Grosse-Pierre*, où il a recueilli plus de cinquante espèces fossiles appartenant à la faune liasique. Dans la partie orientale de la Tarentaise, le lias forme les cimes déchiquetées du massif de la Vanoise. Il est en couches compactes de couleur très-variable, quelquefois cristallines, pouvant fournir des marbres assez beaux. Ceux de Pralognan appartiennent à ce niveau géologique. Je pense qu'il faut également y rapporter les calcaires exploités au détroit du Ciex, la brêche de Villette, ainsi que les puissantes assises de calcaire compacte que l'on observe au-dessus des quartzites et des cargneules vers le col du Cormet et le Chapieu.

Je termine cette courte notice par quelques détails plus

circonstanciés sur la vallée de Brides-les-Bains. Quoique le sol de cette partie de la Tarentaise ait subi de profonds bouleversements qui en rendent l'étude difficile, je crois cependant pouvoir établir, ainsi qu'il suit, la coupe des terrains que traverse le Doron entre Salins et Bozel.

Houiller.	1° Grés houiller avec lits de charbon *(près Salins).*
Trias.	2° Quartzites ou grés bigarrés. 3° Schistes calcaréo-talqueux. 4° Gypses et cargneules. 5° Schistes argileux rouges.
Jurassique.	6° Calcaires infrà-liasiques.

Cette série nous conduit à peu près jusqu'au point culminant de la route de Moûtiers à Brides. Là il existe une faille parallèle à la direction des couches, qui fait reparaître les schistes calcaréo-talqueux (n° 3 de la série) ; c'est sur ces schistes triasiques que l'Etablissement thermal et tout le village de Brides sont construits. On en voit un, de couleur violacé, à quelques mètres de la source. Ils sont recouverts par les gypses de Montagny et des Allues. Entre Brides et La Perrière, une nouvelle faille transversale, par rapport à la vallée, ramène à la surface du sol les couches du grès houiller que nous avons vues à la base de la série près de Salins. Ces couches sont recouvertes par les quartzites, les schistes calcaréo-talqueux, les gypses, etc.; de sorte qu'on retrouve dans la partie supérieure de la vallée, à partir de La Perrière, la même succession de roches que dans la partie la plus basse entre Salins et Brides.

La direction sud-ouest, nord-est que suivent les strates de ces différentes roches, direction qui est aussi celle des failles ou lignes de dislocation, m'autorise à penser que le canal souterrain de la source minérale n'est pas parallèle, mais sensiblement perpendiculaire à la direction générale de la vallée ; je crois donc que les Eaux de cette source descendent du plateau des Allues, ou peut-être de Montagny, en passant sous le lit du Doron. Cette induction me paraît conformée par la nature des sels qui les minéralisent, dont les éléments se trouvent en abondance dans les dolomies, les gypses et les calcaires du trias. »

M. Backewel, géologue anglais, qui a séjourné dans notre pays et surtout à Brides, pendant quelque temps, en 1820 et 1821, a publié sur la constitution géologique de la Tarentaise, des recherches fort intéressantes qu'il a consignées dans son ouvrage intitulé : *Travels compresing observations mad during a résidence in the Tarentaise and various parts of the grecian and pennine alps and in Switzerland, and Auvergne in the yeards* 1820, 1821, 1822, et imprimé à Londres en 1823. Nous regrettons que les limites de notre travail ne nous permettent pas d'en reproduire quelques passages que, d'ailleurs, le remarquable résumé géologique de M. l'abbé Vallet remplace très-avantageusement.

2° TOPOGRAPHIE.

Brides-les-Bains, est à cinq kilomètres de Moûtiers chef-lieu d'arrondissement du département de la Savoie. On y arrive par l'ancien chemin de fer Victor-Emmanuel, qui fait partie maintenant du réseau Paris-Lyon-Méditerranée et que l'on suit jusqu'à la station de *Chamousset* d'où des Courriers et des Diligences qui correspondent à tous les trains conduisent les voyageurs rapidement à Moûtiers et à Brides. Dans un avenir peu éloigné, la voie ferrée sera continuée jusqu'à Albertville et à Moûtiers, de manière que Brides sera pour ainsi dire aux portes des grands centres de populations (1).

Brides-les-Bains est une jolie petite station thermale, située au bas d'une ravissante vallée qui vous charme par la fraîcheur de ses prairies, et qui vous étonne par l'imposante majesté des glaciers qui la dominent.

Garantie contre les vents du nord et du midi par de hautes montagnes ayant à leur base des vignes et des vergers et couronnées à leur sommet par de magnifiques forêts de sapins, cette vallée est traversée par deux

(1) Dans ses sessions de 1872 et de 1873, le Conseil général de la Savoie a concédé le chemin de fer de Moûtiers à Albertville et à Annecy à la Société générale de Tarentaise et a voté a subvention demandée par les concessionnaires.

torrents fougueux (Dorons) qui roulent leurs eaux écumantes de cascades en cascades, et remplissent d'animation le riant paysage qu'on a sous les yeux. C'est sur la rive gauche du Doron venant de Bozel qu'est situé le pavillon des sources thermales, où, tous les matins, les baigneurs se réunissent pour boire l'eau minérale. A côté de la buvette, se trouvent trois piscines dont deux sont alimentées par le réservoir principal, l'autre par des sources particulières; cette dernière appelée depuis longtemps *petite-piscine* est un peu plus chaude que les autres; aussi serait-il opportun de l'agrandir à fin qu'un plus grand nombre de personnes puissent en jouir. Une allée bordée d'arbres et longeant le torrent conduit du pavillon des sources à l'Etablissement thermal situé plus bas; c'est la promenade pour ainsi dire obligée du matin. Une des réparations les plus urgentes serait de couvrir une partie de cette allée, ou bien de créer un vaste promenoir pour les jours de mauvais temps, car il est nécessaire de faire de l'exercice en buvant les Eaux.

L'Etablissement thermal construit en 1840 sous le gouvernement Sarde, est selon un rapport officiel, après celui d'Aix-les-Bains, le plus confortable et le mieux aménagé des établissements minéraux de la Savoie. La partie supérieure comprend le casino, les salles de bal, de jeux, de lecture, les bureaux de l'administration, y compris celui du télégraphe, et quelques chambres servant de logement; la partie inférieure ou l'on descend par un double escalier est construite en hémicycle et contient 28 cabinets de bains, de douches, bain de vapeur etc., avec une cour intérieure. Cette dernière partie qui contient les bains est située en contre-bas de la route. Cette situation de l'Etablissement dans un bas-fond, ainsi que son éloignement des sources thermales sont les seuls défauts de cette belle construction ; en effet c'est à cette double circonstance que l'on doit le refroidissement des Eaux et l'humidité relative des cabinets de bains. Aussi, dans l'intérêt des Eaux et des Baigneurs, serait-il nécessaire de concentrer sur le lieu même de la source tout le service balnéaire sans sacrifier l'Etablissement actuel qui pourrait être supplémentaire ou avoir une autre destination. Espérons que la nouvelle administration comprendra l'urgence de cette amélioration importante qui entraînera avec elle d'immenses avantages tels que la célérité et la régularité dans le service, la conservation du calorique et en somme une plus grande efficacité des Eaux.

Il y a d'ailleurs, à Brides plusieurs hôtels bien tenus, ainsi que des maisons particulières où l'on trouve des logements et des appartements pour la saison des bains. Le bureau de distribution de poste a deux arrivées et deux départs par jour. C'est principalement à la générosité d'un baigneur, M. le comte de Carthery mort à Brides en 1834, ainsi qu'à des souscriptions particulières, que l'on doit la construction de l'église actuelle de Brides; car anciennement Brides n'était qu'une dépendance de la paroisse de La Perrière, raison pour laquelle nos

Eaux ont porté pendant longtemps le nom d'Eaux de *La Perrière.*

Les environs de Brides charment l'étranger par la beauté et la variété du paysage et par la richesse inépuisable d'une nature riante, gracieuse et parfois sauvage. Ici c'est un joli coteau de vignes, là de vertes prairies, plus loin de frais ombrages sur les bords de deux torrents tumultueux, plus haut encore de magnifiques forêts de pins, de hêtres et de sapins, et comme couronnement du tableau, l'imposant glacier de Pralognan qui domine la vallée.

Le baigneur pourra facilement et sans fatigue faire de délicieuses promenades au Bois Champion, au bois de Cythère, à la Gorge des Pigeons, à l'île des Fraises etc; s'il veut faire des excursions plus longues, il pourra visiter le joli vallon des Allues, la Croix de Fessons-sur-Salins, le petit lac du Praz de St-Bon, les Gorges de Champagny, le village de Pralognan assis au pied des glaciers, le col de la Vanoise, le Signal ou Mont-Jovet d'où, une vue splendide, embrassant une ceinture de glaciers permet de découvrir le Petit-St-Bernard, le Mont-Pourri, et le Mont-Blanc. En disposant de plusieurs jours, nous proposons aux touristes de sortir de la vallée de Bozel et de visiter la haute Tarentaise, le détroit du Ciex, les antiquités romaines d'Aime, le col du Cormet, les mines de plomb argentifères de Macot et de Peisey, le Bourg-St-Maurice, la vallée pittoresque de Tignes, le Mont-Iseran, les Eaux sulfureuses de Bonneval, les Eaux gazeuses des

Mottets, le col du Chapieu, du Bônhomme, l'Allée-blanche Courmayeur et le Petit-St-Bernard etc. ; et dans la basse Tarentaise, le col des Encombres au-dessus de Saint-Martin de Belleville, le riche sanctuaire de N.-D. de la Vie dans la même vallée, et dans le riant vallon d'Aigueblanche, Petit-Cœur connu par son gisement de plantes fossiles, les vestiges des anciens châteaux de Fessons-sous-Briançon et de Briançon, le col de la Madeleine, etc. etc. : tout autant de localités intéressantes où le savant, le botaniste, le géologue trouveront une ample moisson à leurs études favorites.

Mais revenons à Brides, dont nous allons étudier le climat et son action bienfaisante.

3° CLIMATOLOGIE.

Le climat de Brides est celui des régions tempérées ; l'air qu'on y respire est d'une pureté remarquable et sans aucune humidité. La température qu'on pourrait croire extrême à cause du voisinage des montagnes, est au contraire, douce et uniforme ; la moyenne thermométrique, pendant les mois d'été est dans les années ordinaires, de 16° à 20° R ; et la hauteur moyenne du baromètre mesure 711 mm. Brides est situé par 45° 26° de latitude et 4° 20° de longitude. L'air de Brides sans être excitant est *tonique* par excellence, il convient admirablement aux convalescents, aux enfants, aux personnes fatiguées et épuisées par de longues souffrances physiques ou morales. On n'a jamais observé de maladies épidémiques dans le pays ; les cas de longévité y sont communs. Aussi voit-on chaque année plusieurs familles dé Moûtiers venir y passer un ou deux mois de villégiature.

Les grands phénomènes météorologiques tels que ouragan, tonnerre, grêle etc. sont fort rares à Brides ; il en est de même des grands coups de vent qu'on n'observe jamais probablement à cause de la direction de la vallée qui est ouverte de l'est à l'ouest et qui est garantie contre les vents du nord et du midi par les hautes montagnes des Allues et de Montagny qui lui servent de remparts naturels.

L'altitude au-dessus du niveau de la mer est pour la définition du climat d'un pays, le phénomène principal d'où découlent tous les autres ; car avec la hauteur varient la température et la pression atmosphérique, éléments les plus importants au point de vue médical.

Brides-les-Bains est à 570 mètres d'élévation au-dessus du niveau de la mer ; cette altitude est un moyen terme heureux entre la plaine basse et les hautes Alpes. Notre station thermale est donc déjà, pour les habitants des plaines peu élevées, un agréable séjour de montagne, où ils trouvent en été, une chaleur moins étouffante et un air plus vif, plus sain et plus fréquemment renouvelé que celui qu'ils respirent habituellement. Cela est surtout vrai pour les habitants des grandes villes qui vivent dans un air confiné, dans une atmosphère viciée, dans une espèce de *malaria*, en un mot, qui est une des causes principales des maladies chroniques qui sont si fréquentes dans les grands centres de populations. Dans son essai analytique sur les Eaux, le Dr Socquet avait déjà noté l'influence de la hauteur barométrique de Brides, à fin que, dit-il, les médecins et les malades surtout qui viennent y chercher la guérison, puissent plus justement apprécier les effets avantageux qui doivent résulter, dans la plupart des maladies invétérées ou chroniques, d'une diminution aussi importante et permante de la pression atmosphérique sur les organes pulmonaires, et sur toute la périphérie du corps pendant le séjour à ces Eaux (1).

D'ailleurs les médecins de tous les temps et de tous les lieux ont toujours reconnu la nécessité d'un air pur, souvent renouvelé non-seulement pour les gens qui se portent bien, mais à plus forte raison pour les malades. Aussi y avait-il anciennement, à Rome, une secte de médecins connus sous le nom de *méthodistes* qui regardaient cette partie du régime comme l'une des plus essentielles pour la guérisons de leurs malades (2). Lord

---

(1) *Essai analitique, médical et topographique sur les Eaux minérales de La Perrière. 1824,* page 82. par le Dr Socquet.

(2) *Principes d'Hygiène extraits du Code santé* de Sir John Sinclair, par Louis Odier, Genève 1810, page 186.

Bacon recommandait les situations élevées comme plus favorables à la santé et à la durée de la vie ; et il donnait comme exemple les oiseaux qui vivent en général fort longtemps, ce qu'il attribuait à la pureté de l'air qu'ils respirent (1).

De nos jours, c'est aux médecins de la Suisse et en particulier au Dr Lombard de Genève que revient l'honneur d'avoir étudié l'action thérapeutique des divers climats et surtout d'avoir introduit dans leur pratique journalière ce puissant levier de guérison ; suivons donc ce bon exemple.

Dans son ouvrage remarquable (2) le Dr Lombard admet deux classes de climats, selons que les localités sont situées *au-dessus* ou *au-dessous* de 2,000 mètres ; il appelle les premiers *climats alpins* ou des hautes Alpes, et les seconds *climats alpestres* ou les régions moyennes et inférieures des Alpes. C'est dans cette seconde classe que nous rangeons le climat de la Tarentaise et spécialement celui de la vallée de Brides. Mettant à profit les belles recherches de notre confrère genevois, nous allons étudier en peu de mots l'influence bienfaisante des climats alpestres sur la santé, ce qui démontrera en même temps l'excellence du climat de Brides.

---

(1) *Principes d'Hygiène* de Sinclair, page 77.

(2) *Les climats de montagne au point de vue médical*, par le Dr Lombard. Genève, 1858.

Comme nous l'avons dit plus haut, le changement de pression atmosphérique est un élément très-important à considérer. Or, on sait que la pression des couches aériennes est en raison inverse de la hauteur à laquelle on s'élève. Pour se rendre raison de la pression supportée pour chacun de nous, de Saussure et d'autres physiciens ont calculé que la superficie totale du corps humain pouvait être représentée par *quinze a vingt mille centimètres carrés,* en prenant par exemple un homme de la taille de 1 mètre 73 centimètres, et qu'alors le poids de l'air atmosphérique supporté par cet homme, était de *quinze mille cinq cents à vingt mille six cents kilogrammes,* sous la pression barométrique de 0,760. Ce poids énorme diminue, à mesure que, en quittant le niveau des mers, on s'élève sur les montagnes. Ainsi la pression atmosphérique qui, à Marseille, est représentée par 15,500 kilogr., ne sera que de 14,373 kilogr. dans une localité élevée de 600 mètres, Brides-les-Bains, par exemple, ce qui fait une différence de plus de 1000 kilogr., il ne peut donc être indifférent qu'une personne habituée à vivre au bord de la mer, habite pendant quelque temps à une hauteur de 5 à 600 mètres et plus. En effet une pression atmosphérique moindre, ne peut manquer d'avoir une grande influence sur les fonctions de nos organes, soit en modifiant l'équilibre entre l'air extérieur et les liquides ou les gaz contenus dans le corps humain, soit en diminuant la densité de l'air.

Examinons les phénomènes physiologiques qui se produisent sous cette influence.

La respiration, devenue plus ample et plus profonde, semble indiquer que la poitrine est soulagée d'un poids considérable. On éprouve en même temps une sensation délicieuse de bien-être qui se traduit par la désignation de *légère,* appliquée à l'atmosphère des montagnes, en opposition à l'épithète de *pesante* ou d'*étouffante* que l'on donne à l'air des plaines environnantes. Cette sensation ne dépend pas d'une proportion plus grande d'oxygène absorbé, car la densité diminuant avec la hauteur, l'air en contient d'autant moins que le lieu d'observation est plus élevé. On peut attribuer en partie cette action bienfaisante au fréquent renouvellement de l'air, et à une température plus basse qui communique du ton et de la vigueur aux organes relâchés par la chaleur accablante des plaines. Quoiqu'il en soit, il y a, dans l'air des hauteurs, comme un principe de vie nouvelle qui vous pénètre intimement, un je ne sais quoi d'indéfinissable, *quid divinum,* qui rend le besoin de respirer plus pressant, augmente l'extension du thorax et permet par conséquent une plus grande introduction d'air atmosphérique dans les cellules pulmonaires (1). C'est peut-être à l'*ozone*

---

(1) Dans un Mémoire sur l'*anémie dans ses rapports avec la pression admosphérique*, présenté récemment à l'Académie impériale de médecine à Paris le Docteur Jourdanet arrive à ces conclusions que : 1° Le climat des montagnes peu élevées

qu'il faut attribuer cette action salutaire. La présence de l'ozone, dit M. Figuier, dans l'année scientifique de 1862, est certaine dans l'air des campagnes. C'est un fait acquis que le papier ioduré et amidonné bleuit facilement dans l'air des campagnes au milieu des bois, tandis qu'il ne subit aucun changement dans l'atmosphère des villes. L'ozone, n'étant autre chose que de l'oxygène plus actif, provoque plus aisément les phénomènes d'oxydation au sein des tissus des êtres vivants; de là, la supériorité, au point de vue hygiénique, de l'atmosphère des campagnes sur celle des villes.

La circulation, qui tient de si près à la respiration, participe au même bien-être; les mouvements du cœur deviennent plus faciles et plus complets, le pouls est calme et régulier, l'équilibre se retablit entre la circulation veineuse et artérielle, ce qui contribue puissamment à dissiper les congestions.

S'il est un fait avéré, c'est sans doute l'action tonique et vifiante de l'air des hauteurs sur les fonctions digestives; peu de jours suffisent pour amener un appetit plus vif, plus régulier, et une plus grande tolérance de

---

est corroborant, parce que la densité moyenne de l'acide carbonique de la circulation s'y trouve diminuée; 2° Que les grandes altitudes produisent un effet contraire, parce que la dépression de l'air y porte atteinte à la densité de l'oxyène, en altérant la force qui unissait ce gaz aux globules, (*Journal de connaissances médicales du* 20 *mars* 1863).

l'estomac pour des aliments qui ne seraient pas digérés dans la plaine.

Il en est de même des diverses sécrétions qui servent d'émonctoire à notre organisme ; l'exhalation cutanée, les sécrétions des diverses glandes, la menstruation, augmentent d'activité en raison directe de l'impulsion imprimée à la circulation et à l'assimilation par l'air pur des climats alpestres. Un résultat caractéristique de ce genre de climat, c'est la *force* qu'il communique au système locomoteur ; ainsi une personne qui ne pourrait, dans la plaine, faire quelques pas sans une grande fatigue, pourra, régénérée par l'air vivifiant de nos Alpes, se permettre impunément de longues excursions. La rapidité avec laquelle se réparent les forces musculaires n'est pas chose moins curieuse à note ; c'est ce qu'a si souvent éprouvé de Saussure : « La seule cessation du mouvement, dit-il, « même sans que l'on s'asseye, et dans le court espace de « trois à quatre minutes, semble restaurer si parfaitement « les forces qu'en se remettant en marche, on est persuadé « qu'on montera tout d'une haleine, jusqu'à la cime de la « montagne. »

Mais c'est surtout le système nerveux qui est profondément impressionné par l'air alpestre. L'excitation cérébrale, l'impressionabilité excessive, qui sont si communes maintenant dans les grandes villes, diminuent et souvent cessent comme par enchantement! Un repos de quelques jours dans un air tonique et vivifiant, remonte et renforce les organes de l'intelligence, affaiblis par des contentions d'esprit trop prolongées et par un genre de vie trop sédentaire (1). Les insomnies fatigantes font place à un sommeil calme et réparateur sous l'influence duquel on ne tarde pas à obtenir des améliorations notables dans la mobilité nerveuse, défaut obligé d'une grande qualité chez les femmes, *une exquise sensibilité* (2).

Si nous résumons l'influence physiologique du climat alpestre, nous dirons donc, avec le docteur Lombard, qu'il exerce une action stimulante sur le nerf trisplanchnique, d'où il résulte une hématose plus complète et une assimilation plus active, et qu'il a une double action sur le système nerveux cérébro-spinal : *sédative* pour le cerveau, et *excitante* pour les fonctions dépendantes de la moëlle épinière.

Le séjour dans les montagnes n'est pas moins favorable aux douces émotions de l'âme et aux jouissances de l'esprit. C'est en les parcourant qu'on oublie toutes ses préoccupations et ses inquiétudes ; l'imagination se laisse aller à la vague poésie des songes ; la réalité s'envole ; on vit d'une vie nouvelle ; on se sent meilleur ; la majesté simple et grandiose de tout ce qui vous entoure vous donne le sentiment de l'infini ; le cours accéléré du sang

---

(1) Les maladies des gens de lettre, dit Tissot, ont deux sources principales : les travaux assidus de l'esprit et le continuel repos du corps. *De la santé des gens de lettre*, p. 13.

(2) *Système de la femme*, par Roussel. Introduct. par le Dr Cerise.

vous porte à une insouciance enivrée. On est ravi de voir de si près ce qui est si grand, fier de chaque ascension comme d'une conquête. « Tout conspire à vous charmer « dit Francis Wey (1) la secrête animation des solitudes, « révelée par des bruits inconnus, l'aspect des grands « troupeaux trop petits pour l'immensité des pâturages, « et la chanson des Eaux jaillissantes, et l'espoir d'un « spectacle imprévu au tourmant du chemin, et ces amas « de fleurs épanouies dans une mer d'émeraude, comme « les étoiles dans l'azur, fleurs qu'on aime sans savoir « leurs noms !.... »

Les *bains d'air* qu'on y prend à toute heure, sans jamais s'en fatiquer, vous pénètrent continuellement et par tous les pores. La respiration pulmonaire d'un côté, et l'absorption cutanée de l'autre, introduisent dans l'organisme des torrents de ce fluide vivifiant dont nous sommes entourés, et développent au plus haut degré l'excitation nécessaire à la marche régulière des fonctions vitales allanguies par les habitudes luxueuses et par les émanations déletères des grandes villes.

On ne doit donc pas hésiter un instant à venir se retremper de temps en temps dans l'air des montagnes, véritable bain de Jouvence, apte à reconstituer le sang des races actuelles qui, surtout dans les grands centres

---

(1) Dick Moon en France, p. 340.

de populeux sont marquées au coin d'une faiblesse générale et d'une profonde anémie.

III.

PROPRIÉTÉS PHYSIQUES ET CHIMIQUES. DES EAUX DE BRIDES.

§ 1er PROPRIÉTÉS PHYSIQUES

Les Eaux de Brides surgissent par une multitude de jets au travers d'un schiste quartzeux magnésien très dur sur la rive gauche du Doron ; elles paraissent avoir leur direction du nord-est au sud-ouest, sous un angle de soixante degrés d'inclinaison au-dessus du plan de l'horizon. D'après M. Vallet, le canal souterrain de la source minérale ne serait pas parallèle, mais sensiblement perpendiculaire à la direction générale de la vallée, c'est-à-dire que les Eaux descendraient du plateau des Allues ou peut-être de Montagny, en passant sous le lit du Doron. En faveur de cette dernière hypothèse, il est à remarquer que lorsque les Eaux du Doron sont grossies par les pluies et que par conséquent la pression est plus forte, l'Eau minérale paraît plus abondante; il existe d'ailleurs, sur la rive droite du Doron, plusieurs sources thermales analogues a celle de la rive gauche.

Les Eaux de Brides sont limpides comme le cristal et se conservent parfaitement pendant de longues années sans aucune altération ce qui est d'une grande importance pour leur exportation. Exposées à l'air pendant quelque temps, elles se couvrent, à la surface, de pellicules irrisées que M. Socquet a reconnu être formées par du fer *sous-carbonaté,* uni à du *sous-carbonate calcaire.* Les taches grisâtres que l'on remarque aux parois du verre qui a servi à la boisson sont de la même nature. Dans les réservoirs, dans les piscines, dans les conduits et sous les griffons de la buvette, nos Eaux font un dépôt ocracé d'un rouge brun très prononcé, qui annonce d'une manière manifeste la présence du fer. On voit dans les canaux qui sont à découvert des matières organiques, des *conferves* de plusieurs couleurs, mais généralement d'un beau vert; c'est dans ces matières organiques connues aussi sous le nom de *glairine,* que M. Calloud Fabien habile pharmacien d'Annecy a démontré positivement l'existence de l'*iode* et du *brôme.*

Légèrement aigrelette, l'eau minérale de Brides laisse dans la bouche une impression de stypticité prononcée, puis un arrière goût d'amertume au travers duquel on distingue faiblement la saveur particulière du sel marin. Néanmoins cette eau n'est pas désagréable à boire; on s'y habitue très vite, les enfants eux-mêmes la boivent volontiers. Reçue dans un verre, elle est comme nous l'avons dit, transparente, et elle dégage une grande quantité de bulles de gaz acide carbonique, avec un petillement semblable à celui des Eaux gazeuses ; ce dégagement de gaz dure assez longtemps et augmente lorsqu'on remue le récipient qui contient l'eau.

Mise en contact avec cette eau, la peau est rendue plus âpre pour le moment, mais bientôt, elle devient onctueuse et acquiert une souplesse moelleuse qu'elle n'avait point auparavant ; cet effet dépend probablement de la saponification passagère qui s'opère au moyen de l'enduit graisseux de la peau et des sels alcalins de l'eau minérale ; aussitôt que cette couche qui obture les pores est entraînée par l'eau, la peau devient souple et douce, comme si on l'avait frottée avec de la pâte d'amandes.

L'Eau de Brides examinée à la source n'offre pas une odeur bien prononcée; elle n'exhale d'autre odeur que celle d'une émanation légèrement piquante et acide, propre aux eaux gazeuse acidules. Mais si l'on pénètre dans les piscines, les réservoirs, et même dans les cabinets de bains surtout si ceux-ci ont été fermés pendant quelque temps, on perçoit alors une légère odeur se rapprochant un peu de celle de l'*hydrogène sulfuré* dont les réactifs chimiques d'ailleurs n'accusent pas la présence, odeur plutôt analogue à celle que dégagent les Eaux ferrugineuses (1).

La température des Eaux de Brides est de 34° 50 à 35° centigrades. Mesurée à plusieurs reprises, dans les saisons les plus diverses, elle a donné les résultats suivants :

Source de la boisson . .	35°	centigrades
Petite piscine.	35°	—
Grande piscine	33° 1/2	—
Piscine des Dames . . .	33° 1/2	—

La densité des Eaux à la source est de 1° 1/4 Baumé. Toutes choses égales d'ailleurs, la température et la densité sont moins élevées dans les cabinets de bains de l'Etablissement. Le débit de la source est de 300,000 litres par jour ; il est très probable qu'avec un meilleur captage des Eaux, la quantité en serait plus considérable.

Les Eaux de Brides se conservent indéfiniment avec leurs propriétés ; elles n'ont d'ailleurs jamais été altérées sensiblement quant à leur température, et leur densité, dans aucune saison.

---

(1) C'est plutôt une odeur *ozonée* qui se manifeste dans la conversion à l'air du protoxyde de fer en oxyde intermédiaire ; il y a production simultanée d'électricité qui développe cette odeur simulant celle de l'acide sulphydrique (M. Charles Calloud).

§ II. PROPRIÉTÉS CHIMIQUES.

C'est dans la brochure du Père Bernard imprimée en 1685 que nous trouvons une première indication sommaire des propriétés chimiques de nos Eaux ; on y lit, « qu'elles « sont *souffrées, vitriolées* et *ferrées* et *aussi semblables aux « quatre fleuves qui sortaient du Paradis Terrestre pour « porter l'abondance par toute la terre.* » (1)

La première analyse sérieuse des Eaux de Brides date de 1824 ; elle a été faite, sur les lieux mêmes de la source par M. le Dr Socquet pofesseur de chimie à la Faculté des Sciences de l'Académie de Lyon. C'est un travail excellent, fait avec une exactitude et une science remarquables (2).

Un litre d'Eau de Brides contient d'après cette analyse :

	En grammes
Acide carbonique libre	0,60000
Hydrochlorate de magnésie	0,18854
Carbonate calcaire.	0,28346
Hydrochlorate de soude	1,84200
Sulfate de chaux	2,25133
— de soude	1,32992
— de magnésie	0,41256
Carbonate acidule de fer	0,03070
Total	6,63851

(1) *Les Eaux du Bain de Tarentaise*, page 7.

(2) Lire les détails intéressants de cette analyse dans l'ou-

Dans les commentaires qui suivent son analyse, le Dr Socquet exprime cette opinion que, selon lui, *il n'existerait dans les eaux de Brides non concentrées, ni hydrochlorate de soude, ni sulfate de chaux* (1); mais la production de ces deux sels aurait lieu, au fur et à mesure de l'évaporation des mêmes eaux, à l'époque ou les éléments constitutifs salins rentrant, par la diminution du liquide, sous l'influence énergique et prépondérante de la force de cohésion, seraient forcés d'échanger leur mode actuel de combinaison à l'état solide. Dans cette hypothèse, les Eaux seraient chargées non de *sulfate calcaire,* mais de *beaucoup* de *sulfate* de *soude* et d'hydrochlorate de chaux, d'un peu de muriate de magnésie et de très peu de carbonate de chaux. Si l'on suppose, au contraire, d'après le Dr Socquet, que les eaux contiennent (tout formé) la quantité de sulfate de chaux qu'on trouve dans le résidu sec qu'elles laissent après leur complète évaporation, il faut admettre que la plus grande partie du sulfate calcaire dissous dans les Eaux y existerait à l'état de *sulfate double de soude et de chaux,* puisqu'on ne saurait mettre ces deux sels en présence, à l'état liquide, sans qu'ils ne réagissent l'un sur l'autre ; il y serait encore uni à des sulfates et muriates de magnésie, toutes substances qui

---

vrage intitulé *Essai analytique médical etc.*, par le Dr Socquet 1824.

(1) Voyez son Essai analytique et médical, pages 172 et 173.

modifieraient utilement l'action, déjà salutaire par elle-même du sulfate de chaux.

En 1857, à la prière de mon père, le Dr Laissus, alors directeur de l'Etablissement de Brides, M. Abbene, professeur de pharmacie à l'Université de Turin a bien voulu faire une nouvelle analyse de nos Eaux, analyse qui a donné les résultats suivants (1) :

	Grammes
Gaz acide carbonique. . . .	quantité indéterminée
Gaz acide sulfhydrique . . .	traces douteuses
Chlorure de sodium	1,780
— de magnésie	0,195
Sulfate de chaux	2,050
— de soude	2,450
— de magnésie	0,285
Carbonate de chaux . . . . . } Oxyde de fer . . . . }	0,043
Silice . . . . } Matière organique . . . . . . }	0,030
Eau, y compris les gaz sous-énoncés	994,167
Total	1000,000

Cette analyse faite avec autant de soin que de désintéressement par notre ancien maître que nous sommes heureux de remercier ici au nom de nos Eaux, signale

(1) Voyez : *Le Manuel du Baigneur aux Eaux thermales de Brides* par le Dr A. Laissus et les *Eaux thermales de Brides-les-Bains* en 1860 et 1861 par le Dr Laissus fils.

pour la première fois la présence de la *silice*, et constate une augmentation notable du *sulfate* de *soude* et des sels de magnésie, ce qui est très important, comme nous le verrons plus tard. Cette analyse a été reproduite en partie dans l'ouvrage du Dr Constantin James (1).

Enfin, c'est en 1862, sur une nouvelle demande de mon père, que l'Académie de médecine de Paris consultée par le Gouvernement sur la nature de nos Eaux a répondu de la manière suivante par l'organe de M. Gobley rapporteur : (Nous ne citerons du rapport que ce qui a trait à l'analyse chimique.)

« L'Eau envoyée à l'Académie, lorsqu'on la chauffe « laisse facilement dégager de l'acide carbonique et se « trouble par l'évaporation, elle donne un résidu jau- « nâtre indiquant la présence de fer ; ce résidu est cris- « tallin et affecte la forme du sulfate de chaux aiguillé.

« L'eau précipite abondamment par le chlorure de « baryum, par l'azotate d'argent et l'oxalate d'ammo- « niaque, elle renferme près de 6 grammes de matières « salines par litre. Des matières organiques recueillies « dans l'Eau de Brides renfermaient de l'*iode* et de *fortes* « *proportions* d'*arsenic* en combinaison avec le fer.

« Le dépôt de l'évaporation de l'eau dans la chaudière « a fourni des traces d'*arsenic* et de *phosphates*.

---

(1) *Guide pratique aux Eaux minérales*, 5e édition, page 218.

« L'eau de Brides soumise à l'analyse a donné les « résultats suivants pour un litre (1). »

	Grammes
Sulfate de chaux	2,350
— de soude	1,031
— de magnésie	0,700
Chlorure de sodium	1,222
Carbonate de chaux	0,325
Carbonate de protoxyde de fer. .	0,016
Silice	0,042
Iode, arsenic, phosphates . . .	traces
Total	5,686

L'analyse de l'Académie de médecine de Paris ne diffère pas beaucoup de celles qui précèdent; elle confirme la présence de la *silice*, de l'*iode* et de l'*arsenic* dans nos Eaux, et signale, en plus, les *phosphates* dont l'utilité dans les maladies des enfants est bien reconnue. Nous avons déjà dit que la découverte de l'*iode* dans les Eaux de Brides appartient à M. Calloud père d'Annecy. Quant à l'*arsenic*, il a été trouvé dans nos Eaux en 1858 par M. Charles Calloud habile chimiste de Chambéry, à l'état d'*arséniate de chaux et de fer*. Nous avons constaté nous-même la présence de l'arsenic dans nos Eaux, en 1861, dans des recherches analytiques faites au labora-

(1) Voyez mes *Etudes médicales sur les Eaux thermales purgatives de Brides-les-Bains*, 1863 pages 23, 24 et 25.

toire de l'académie de médecine de Paris sous la savante direction de M. le Dr Henry fils. Dans une note datée du 24 avril 1858 et adressée à l'académie médico-chirurgicale de Turin, le Dr Savoyen prétend avoir découvert dans les Eaux de Brides deux nouvelles bases : le *manganèse* et le *cuivre* (1). Nous ne ferons pas d'objections contre l'existence du *manganèse* qui est, pour ainsi dire, le *satellite* du *fer;* quant à la présence du *cuivre,* nous ferons observer que dans son analyse de 1824, Socquet l'avait déjà signalé, non comme faisant partie de la composition des Eaux, mais comme produit dû à l'évaporation des Eaux dans une bassine de cuivre (2). Il est très probable que si l'on avait étudié les Eaux de Brides par le moyen de l'analyse *spectrale,* on y aurait découvert de nouveaux principes minéralisateurs et en particulier de la *lithine,* comme dans les Eaux voisines de Salins (3).

Parmi les gaz contenus dans nos Eaux, il n'y a que le gaz acide carbonique dont la présence ait été positivement constatée par l'analyse chimique. Quant au gaz *hydrogène sulfuré* dont les analyses ci-dessus ne parlent pas, mais qui, selon Socquet serait combiné intimément avec les Eaux quoique en *très petite quantité,* son existence nous

---

(1) Giornale della R. Accademia medico-chirurgica di Torino vol. 32 pages 457 et 458.

(2) Voyez l'ouvrage cité de Socquet, page 163.

(3) Voir ma notice sur Salins.

paraît très douteuse, car les réactifs chimiques, même de l'avis de cet auteur, ne l'accusent pas du tout. En effet, si l'on plonge un papier blanc saturé d'une solution de sous-acétate de plomb dans une cloche remplie de gaz recueillis dans l'eau thermale, on n'obtient pas de coloration noire et le papier reste blanc; cette expérience que j'ai répétée plusieurs fois a toujours donné le même résultat négatif. Socquet avait déjà obtenu le même effet en traitant directement l'eau minérale par l'acétate de plomb, sans obtenir le précipité caractéristique de l'acide sulphydrique. C'est évidemment le caractère identique d'expériences analogues qui a fait dire au professeur Gioberti de Turin qui a analysé les Eaux de Brides en 1822 que nos Eaux ne sont pas *sulfureuses* (1). Des recherches analytiques plus complètes sont donc nécessaires pour la détermination exacte des gaz contenus dans nos Eaux.

L'Eau de Brides rougit légèrement la teinture de tournesol; elle communique au linge une teinte jaunâtre et exerce sur le fer une action dissolvante, comme on peut le voir dans les conduits et dans les chaudières qui s'usent très rapidement.

L'Eau de Brides, avons-nous déjà dit, ne s'altère pas; elle conserve ses propriétés médicales, à condition qu'elle soit bouchée convenablement.

---

(1) *Essai sur les Eaux thermales et acidules de l'Echaillon en Maurienne*, par Gioberti Turin 1822, page 24.

On voit par ce qui précède que les Eaux thermales de Brides sont richement minéralisées ; elles contiennent de 6 à 7 grammes de sels par litre ; ce sont les *sulfates* de *soude*, de *chaux* et de *magnésie* qui dominent, puis le *chlorure* de *sodium ;* viennent ensuite le *fer,* le *carbonate de chaux,* l'*iode,* l'*arsenic,* la *silice,* les *phosphates* et les gaz etc. C'est principalement à l'heureuse combinaison des *sulfate* de *soude,* de *chaux,* de *magnésie* et du *chlorure* de *sodium* que nos Eaux doivent leur physionomie particulière. Nous plaçons le *sulfate* de *soude* avant le sulfate de chaux, d'abord, parce que dans une des analyses précédentes (celle du Prof. Abbene) le sel de soude est en quantité plus grande que le sel de chaux, et ensuite parce que nous inclinons vers l'opinion de Socquet qui prétend, comme nous l'avons vu plus haut, que le *sulfate* de *chaux* n'existe pas dans les Eaux de Brides *non concentrées,* ou que, s'il existe, ce serait à l'état de *sulfate double de soude et de chaux.* D'ailleurs l'adjonction de sulfate de chaux aux sulfates de soude, de magnésie et au chlorure sodique ne fait qu'ajouter aux propriétés purgatives des Eaux.

C'est pour ces raisons que nous rangeons les Eaux de Brides dans la classe des *Eaux salines purgatives* dont le nombre est rare en France et non point dans le nombre des Eaux sulfatées *calciques-sodiques,* comme l'ont fait MM. Pétrequin et Socquet, etcomme l'ont répété fidèlement après eux la plupart de ceux qui depuis ont écrit sur nos Eaux (1). A notre avis, ces auteurs ont accordé trop d'importance à l'élément *calcique*, dans la classification de nos Eaux, et pas assez à l'élément *sodique* qui est le caractère chimique et thérapeutique le plus important des Eaux de Brides. Il faut reconnaître en effet avec M. Durand-Fardel que la classification des eaux minérales n'est pas une classification d'histoire naturelle, et purement scientifique, mais qu'elle doit toujours viser les applications thérapeutiques pour lesquelles en définitive elle est faite.

Quelle que soit d'ailleurs la classification qu'on adopte, ce qu'il faut savoir : c'est que les Eaux de Brides sont des eaux minérales *essentiellement purgatives,* comme l'a prouvé déjà l'expérience clinique, et comme le prouve, l'étudede leur action physiologique et thérapeutique qui est après tout le criterium le plus sûr pour attribuer à une eau minérale son véritable rang dans la médecine thermale.

(1) Traité général pratique des Eaux minérales de France et de l'étranger par MM. Pétrequin et Socquet. Lyon 1859. page 297.

IV.

ACTION PHYSIOLOGIQUE

L'organisme humain est le réactif le plus sensible des Eaux thermales. Gœthe a dit avec vérité : « L'homme « par lui-même, s'il veut faire un usage raisonnable de « ses sens, et que ceux-ci soient sains et en bon état, est « le plus grand et le plus exact appareil physique qui « puisse se trouver ; et telle est la grave erreur de la « physique moderne, qu'elle a, pour ainsi dire, exclu « l'homme de ses expériences, qu'elle prétendrait res- « treindre la connaissance de la nature et de ce qu'elle « est en état d'opérer, à ce que nous apprennent à cet « égard de simples instruments artificiels. »

Etudions donc l'action de nos Eaux sur l'organisme.

Les Eaux de Brides s'administrent en *boisson, bains* et *douches*.

L'eau thermale prise en boisson, le matin à jeun, et à petite dose (2 à 4 verres) porte une douce stimulation sur la muqueuse des premières voies, augmente la salivation, accroît l'activité de l'estomac et des intestins, relève le ton de ces organes, excite l'appetit et favorise en général le travail de la digestion.

Ingérée à la dose moyenne de 5 à 6 verres pris à un quart d'heure d'intervalle pendant lequel on se livre à un exercice modéré, cette eau devient *purgative* et produit d'abondantes évacuations alvines sans occasionner la moindre colique, et sans fatiguer le moins du monde les organes digestifs, ce qui permet de continuer pendant longtemps la méthode purgative, avantage immense sur d'autres eaux minérales congénères que l'on ne peut prendre impunément plusieurs jours de suite. La purgation par les Eaux de Brides est donc très douce et c'est ce qui les différencie des purgatifs ordinaires qui produisent tous plus ou moins d'irritation sur les organes et ne peuvent pas pour cela être continués pendant longtemps. De plus, les Eaux de Brides tout en produisant la purgation, n'affaiblissent pas et produisent, au contraire un *effet tonique. Bevute,* dit Bertolotti, *queste acque purgano e non affievoliscono* (1). Les effets qu'elles produisent comme *toniques* sur tout le canal intestinal sont marquans selon le Dr Hybord (2). En effet l'appetit loin d'être diminué, est au contraire augmenté ; on digère mieux, l'assimilation est plus parfaite, et au bout de quelques jours on se sent plus fort et plus dispos, de

---

(1) *Viaggio in Savoia*, par Davide Bertolotti. Torino 1828 tome 1er page 59.

(2) Registre du Dr Hybord, page 250 de l'Essai analytique du Dr Socquet.

manière qu'on a tous les bénéfices d'une purgation prolongée, sans en ressentir les inconvénients ordinaires tels que la fatigue, l'irritation et la faiblesse. On comprendra aisément ainsi les succès de nos Eaux dans les affections chroniques si nombreuses où les *dérivatifs* et les *reconstituants* sont tout à la fois indiqués.

L'Eau thermale de Brides est habituellement bien tolerée même par les estomacs les plus délicats. Parfois elle détermine une soif plus vive. Après la boisson de quelques verrées d'eau thermale, il se déclare chez quelques personnes, une légère *céphalalgie* frontale qui ne dure pas longtemps et qui est due au gaz acide carbonique contenu dans les Eaux ; on pourra éviter ce commencement *d'ivresse minérale,* en laissant refroidir avant de la boire, l'eau thermale qui laisse alors se dégager son gaz acide carbonique, sans rien perdre de ses propriétés purgatives.

La sécrection *biliaire* est considérable augmentée sous l'influence minérale, comme le prouve la nature des évacuations ; ainsi les selles sont séro-bilieuses, jaunâtres, et souvent d'un noir verdâtre, analogues aux évacuations que produit l'eau de Carlsbad ; elles occasionnent souvent une sensation de brûlure au fondement produite par le passage de la bile presque pure ; il est très important de noter cette hypersécrétion biliaire se produisant par l'action purgative de l'eau thermale de Brides sur le foie ;

car si d'après les données de la physiologie moderne (1) la bile est en rapport avec l'absorption des corps gras, en rendant plus actifs l'acte de renouvellement, la desquamation, et la végétation de l'épithelium, on expliquerait ainsi en partie l'influence favorable de nos Eaux sur l'acte de l'assimilation.

Il en est de même de toutes les autres sécrétions intestinales auxquelles nos Eaux communiquent une plus grande activité : parfois la boisson de l'eau minérale donne lieu a des flatuosités ayant une odeur légère d'hydrogène sulfuré, ce qui est dû à la transformation des sulfates en sulfures au contact des surfaces organiques.

Des voies digestives, l'influence minérale s'étend rapidement à l'appareil sécreteur de l'urine ; en effet la sécretion urinaire est notablement accrue ; l'urine est incolore, sans dépôt, et d'autant plus abondante, toutes choses égales d'ailleurs, que l'effet purgatif est moindre ; il arrive même quelquefois que l'excrétion urinaire précède la purgation.

Les Eaux de Brides augmentent également la transpiration cutanée ; ainsi toutes les personnes qui boivent les Eaux suent plus facilement et plus abondamment ; cette action diaphorétique des eaux est cependant moins prononcée que l'action diurétique.

L'appareil respiratoire ressent de son côté l'influence

(1) *Cours de physiologie*, par Küss professeur à Strasbourg Paris 1872, page 287.

de l'eau thermale, surtout s'il est le siége d'une affection catarrhale ; cette action qui d'ailleurs n'est pas spéciale à nos Eaux se traduit par une expectoration plus facile et par une respiration rendue plus libre et plus large.

La circulation générale n'est pas modifiée d'une manière très sensible par nos Eaux dont l'action immédiate, thermalité à part, est plutôt *sédative* ou *hyposthénisante ;* cependant au bout de quelques jours, l'effet purgatif produit, déterminant une diminution de la masse du sang, active considérablement l'absorption, et par conséquent augmente l'assimilation ; en général le pouls devient meilleur, le teint se colore et l'organisme se sent tonifié. Mais c'est surtout sur la *circulation veineuse abdominale,* et en particulier sur le *système de la veine-porte* que les Eaux de Brides exercent une *action spécifique ;* en effet, elles congestionnent momentanément les organes inférieurs de la cavité abdominale (rectum et uterus) au point de provoquer souvent l'apparition des hémorroïdes et de faciliter la menstruation dont elles avancent généralement l'époque ; mais ce travail congestif n'est que passager, et fait bientôt place à un nouveau bien être résultat d'un dégorgement complet. On doit donc considérer l'Eau de Brides comme le *régulateur* de la circulation *veineuse* abdominale, ce qui explique son action pour ainsi dire *spécifique* dans toutes les hypérémies, les stases veineuses des organes sous-diaphragmatiques.

Dans son rapport sur l'ouvrage de mon père, (le Manuel du Baigneur aux Eaux de Brides), lu à l'académie de médecine de Turin, le Dr Sella de regrettable mémoire s'exprime ainsi, en résumant les propriétés de nos Eaux :

« Il fatto sta ed è che l'acqua minerale in questione,
« in qualunque modo introdotta nell'economia animale,
« eccita favorevolmente le se-escrezioni urinaria, cutanea,
« ed intestinale, con grandissimo sollievo di certe malattie,
« e che probabilmente per la dose di ferro contenuta, deve
« riescire utile col modificare la crasi alterata del sangue
« et degli altre umori, et quindi col dissipare lente con-
« gestioni ed ostruzioni viscerali deve ridonare all'infermo
« e forze e salute (1). »

Nous avons remarqué chez un grand nombre de baigneurs une plus grande tendance au sommeil ; en effet dès les premiers jours de cure, les personnes sujettes aux insommies jouissent généralement d'un sommeil calme et réparateur.

Employée sous forme de *bains,* l'Eau thermale de Brides exerce une impression douce et tonique sur la surface cutanée. Au bout de quelque temps d'immersion, on éprouve en général le besoin d'uriner ; on voit ensuite se fixer à la périphérie du corps et surtout aux membres une quantité de petites bulles de gaz, surtout quand on prend des bains de piscines ; on remarque également une exfoliation de pellicules épidermiques qui se détachent de la surface

---

(1) Rapporto letto nella seduta del 18 giugno 1858 della R. Accademia medico-chirurgica di Torino dal socio cav. Sella Alessandro. page 5.

de la peau ; les parties pulpeuses des doigts blanchissent et présentent des espèces de plis longitudinaux, pareils à ceux qu'on observe aux mains qui ont trempé dans de l'eau de lessive ; la peau paraît plus âpre au premier moment, mais elle devient bientôt très-onctueuse. Cet effet dépend probablement, comme nous l'avons déjà dit, de la saponification passagère qui s'opère au moyen de l'enduit graisseux de la peau, mis en contact avec les sels alcalins de l'eau minérale ; aussitôt que cette couche qui obture les pores est entrainée par l'eau, l'enveloppe cutanée acquiert une souplesse moelleuse qui n'est point l'expression d'un relâchement fibrillaire, mais au contraire d'une plus grande tonicité. Le bain de Brides lubréfie la peau et la fortifie comme une huile bienfaisante ; il active les sécrétions cutanées, tout en *calmant* l'irritabilité nerveuse ; et bientôt l'impression salutaire ressentie par la périphérie, se transmet aux organes intérieurs soit par sympathie, soit par une espèce de pouvoir révulsif. Après quelques bains, les membres deviennent plus souples ; on se sent plus calme, plus dispos, plus fort ; les fonctions digestives s'accomplissent mieux et un bien-être indéfinissable en résulte et se continue pendant longtemps.

Le bain de *vapeur* à Brides, comme partout ailleurs, agit surtout par l'élément *température ;* c'est un puissant moyen de *sudation* très-utile dans les affections rhumatismales. Il en est de même des *douches ;* les douches ordinaires descendantes ont une double action, *mécanique* et *dynamique;* par la percussion, elles réveillent la vitalité des organes, leur impriment une nouvelle manière d'être et produisent des mouvements salutaires dans le foyer même du mal ; d'un autre côté, l'absorption des substances salines se fait en raison directe de la chaleur et de la force de projection de la douche ; on en varie la température et la force selon l'effet désiré. Mais il y a, à Brides, une *douche spéciale,* c'est la douche *ascendante rectale* ou lavement minéral ; la douche est un excellent auxiliaire de la boisson, et rend des services signalés dans les maladie du foie, des intestins, dans les congestions veineuses et les divers engorgements qui ont leur siége dans la cavité abdominale. Elle rafraîchit en amenant d'abondantes évacuations, détache les concrétions intestinales les plus rebelles, détruit la constipation la plus invétérée et produit une véritable *détente abdominale* ; de plus, elle facilite l'absorption des principes minéralisateurs par les radicules de la veine-porte ; de cette manière, le remède est en quelque sorte porté au foyer même de la maladie ; les parois de l'intestin subissent une douce stimulation qui les vivifie, la muqueuse est lavée et nettoyée ; l'assimilation est plus active, et cette effet salutaire se communique à tout le canal intestinal ainsi qu'aux organes qui sont en rapport avec lui, mais notamment au foie et au système de la veine-porte. La douche *uterine* ou *injection* fortifie les membranes muqueuses relâchées des parties génitales ; elle s'emploie pour régulariser les fonctions de la menstruation, ainsi que pour modifier les sécrétions anormales et les engorgements de l'appareil utérin.

On pourrait également utiliser, à Brides les *boues ferrugineuses* et *arsénicales* qui sont formées par les terrains sur lesquels l'eau minérale dépose, comme cela se pratique à Marienbad et à Franzensbad en Bohême. Les bains de *boues* sont partiels ou généraux; on les donne même sous forme de cataplasmes; ils ont une action résolutive, et sont d'une grande utilité thérapeutique dans certaines maladies des organes locomoteurs.

Continué pendant quelques jours, l'usage des Eaux de Brides détermine chez beaucoup de personnes certains phénomènes généraux qui constituent ce qu'on appelle la *fièvre thermale :* Elle est caractérisée par de l'inappétence, un peu d'abattement, de l'embarras gastrique; il y a parfois un peu d'agitation, de l'insomnie, du découragement; on observe aussi le réveil d'anciennes douleurs, des démangeaisons; cette réaction organique se termine souvent par l'apparition de petits boutons, exanthême connu sous le nom de *poussée;* nous avons remarqué que chez les personnes douées d'un tempérament *bilieux,* cette éruption avait souvent la forme d'*urticaire,* et était accompagnée d'un prurit intense.

La *poussée* n'est pas un fait constant à Brides, probablement parce qu'on y prend pas des bains de longue durée, comme à Louesche. Il ne faut pas s'effrayer de cet ensemble de symptômes qui en général n'offre pas de gravité, et qui est au contraire d'un bon augure; car il atteste l'impressionabilité de l'organisme pour l'eau minérale, et prouve que cette dernière ayant pénétré dans la composition intime de l'organisme, y détermine un mouvement salutaire d'où résultera la guérison.

Quelle est donc l'action physiologique de nos Eaux ?

De ce qui précède nous pouvons conclure que les Eaux de Brides ont une action *purgative* et *tonique*. Cette action dont les termes semblent s'exclure est d'ailleurs liée à la nature des sels qui minéralisent l'eau thermale et dont nous allons examiner brièvement les propriétés médicales.

En effet, les ***sulfates*** de ***soude*** et de ***magnésie*** pris à petites doses sont diurétiques ; à doses plus considérables, ils deviennent purgatifs sans action irritante sur le canal intestinal. Parvenu dans le sang, dit le professeur Gubler(1) le sulfate de magnésie ou sel d'*Epsom* agit sur les globules rouges à la manière des sels neutres et spécialement du chlorure de sodium, c'est-à-dire qu'il les aide à devenir rutilants ; il augmente aussi la densité du sérum et diminue la coagulabilité de la fibrine. Selon un illustre agronome, M. Boussingault, le sulfate de soude ou ***sel*** de ***Glauber***, administré aux animaux serait un succedané du sel marin et favoriserait également la nutrition. Le sulfate de soude, à l'instar du chlorure de sodium, possède, d'après les observations de Hildembrand et de Récamier, une action spéciale congestive sur le rectum et les veines hémorroï-

(1) Commentaire du Codex, page 436.

dales. D'après le Dr Schindler, le sulfate de soude introduit dans l'économie, modère la transformation des matériaux azotés, tandis qu'il active l'oxydation de la graisse. En somme, les sulfates de soude et de magnésie constituent un purgatif à la fois doux et sûr, et d'après Mialhe, ces substances salines ne laissent après leur effet purgatif aucun malaise, aucune fatigue ; elles n'ont d'autre action dynamique que d'alléger l'économie, d'exciter les sécrétions et d'aviver les fonctions digestives (1).

L'action du *sulfate* de *chaux* est moins connue. Un médecin anglais, le Dr Clarck prétend avoir guéri plusieurs cas de fièvre intermittente avec le *sulfate* de *chaux* joint à l'aloès ; d'ailleurs, dit-il, c'est un moyen employé depuis lontemps avec succès par les Hindous contre cette affection (2). Dans son intéressant Essai analytique sur les Eaux de Brides, le Dr Socquet dit que : si l'on suppose qu'elles contiennent tout formé, la quantité de *sulfate* de *chaux* qu'on trouve dans le résidu sec qu'elles laissen après leur complète évaporation, elles doivent jouir des propriétés *laxatives, légèrement stimulantes* qui appartiennent à toutes les Eaux qui tiennent en dissolution une quantité un peu considérable de ce sel terreux, comme le prouvent journellement et depuis des siècles, les proprié-

---

(1) Chimie appliquée à la physiologie et à la thérapeutique page 694.

(2) Times and Gazette du 11 juin 1869.

tés médicinales des eaux de la Seine (1). D'après le même auteur, le *sulfate* de *chaux* et surtout le sulfate *double* de *chaux* et de *soude* serait un des excitants les plus efficaces, un des modificateurs les plus assurés des organes urinaires.

MM. Petrequin et Socquet affirment que les Eaux *sulfatés calciques* agissent principalement sur l'appareil respiratoire et sur les voies urinaires. D'un autre côté, dans son excellente thèse sur les Eaux minérales de la Savoie, mon ami et collègue M. le Dr Francis Bertier, dit, à propos des Eaux de Brides, que le *sulfate* de *chaux* sur lequel il a commencé des expériences, a une action *laxative* et diurétique assez marquée à la dose de 3 à 5 grammes par jour (2). Si le sulfate de chaux se transforme en *sulfure* de *calcium* au contact des surfaces organiques, comme l'a établi le Dr Fontan pour les Eaux de Louesche, on pourra expliquer ainsi en partie l'efficacité des Eaux sulfatées de Brides dans les affections de la peau. Quoiqu'il en soit, le sulfate de chaux par son action *laxative* et *diurétique*, paraît avoir une action positive sur l'intestin et sur les reins.

Le *chlorhydrate* de *soude* ou sel marin (chlorure de sodium) fait partie intégrante de notre organisation ; il entre dans la composition du sang et de la plupart des humeurs

---

(1) Op. cit. pages 173 et 174.

(2) Des Eaux minérales de la Savoie — Thèse pour le Doctorat par Francis Bertier, médecin aux bains d'Aix. Pages 60 et 61.

de l'organisme. Administré à petite dose, le sel provoque la salivation, active les fonctions de l'estomac, de l'intestin et des reins ; il est éminemment digestif ; aussi est-il le condiment le plus usité et le plus indispensable (1).

Il favorise singulièrement l'hématose et la nutrition. C'est le meilleur stimulant, dit le Dr Gubler, des fonctions digestives, et l'un des excitants généraux les plus utiles dans les affections de langueur, l'anémie, la chlorose des scrofuleux et des tuberculeux. On l'emploie comme tonique général dans les cachexies et les maladies asthéniques (2). MM. Pétrequin et Socquet résument ainsi les propriétés du chlorhydrate de soude ou sel marin :

« 1° A une certaine dose, au delà de 5 à 6 grammes à « la fois, il exerce une action vomitive, mais surtout « laxative.

« 2° A doses moins élevées, il favorise les digestions, « aiguise l'appetit et augmente la nutrition sans augmenter « la masse du corps. »

« 3° Absorbé, il devient éminemment diurétique et se « trouve éliminé presque en totalité par les reins.

« 4° Enfin, par son action dissolvante sur la fibrine et « l'albumine, il rend le sang moins coagulable, active « toutes les sécrétions, tend à détruire les dépôts albumi-

---

(1) Notice historique et médicale sur les Eaux de Salins, par l'auteur, page 66.

(2) Commentaire du Codex, pages 521 et 522.

« neux qui s'opèrent au sein de nos organes, et peut avec « le temps, amener l'amaigrissement et un état scorbu- « tique (1). »

Le *fer* est un des éléments essentiels du sang ; c'est un modificateur héroïque de l'économie animale, surtout dans le temps d'*anémie* où nous vivons. Un savant chimiste de nos jours, M. Mialhe a dit d'une manière peut-être trop exclusive, que le fer est un *aliment* de premier ordre, puisqu'il concourt à la production de élément organique par excellence, du *globule sanguin.* En effet les préparations ferrugineuses augmentent la plasticité et la richesse du sang en fournissant les matériaux indispensables à la constitution des globules sanguins; le fer est un corroborant et un tonique analeptique, il favorise l'acte de la nutrition et communique au système nerveux, par la régénération du sang, l'excitation nécessaire à l'accomplissement normal de toutes les fonctions. En un mot, le fer est le type des médicaments réputés hématiniques, à cause de leur pouvoir sanguificateur. On connait son emploi journalier dans la chlorose, l'anémie, les affections utérines et les maladies nerveuses. Il en est de même du *manganèse* qui a la même action.

L'*arsenic* qui existe dans nos Eaux à l'état d'*arséniate* de *chaux* et de *fer* est également un puissant remède ; il provoque de l'appetit, diminue la combustion de la

---

(1) Traité général pratique des Eaux minérales, pages 283.

graisse, ralentit les mouvements de décomposition et rend moindres l'exhalation de l'acide carbonique par le poumon, et celle de l'urée par les reins ; ce qui revient à dire qu'il empêche la déperdition des forces et tend à faire engraisser, en un mot, qu'il est *reconstituant.*

L'arsenic est de plus un bon médicament *antipériodique*, comme l'a établi Boudin, et un excellent remède *altérant* très efficace dans certaines affections de la peau.

Le Dr Bouchut le préconise comme un des meilleurs moyens à opposer à la scrofule, et il se loue beaucoup de son usage dans les scrofulides secondaires muqueuses cutanées ou glandulaires avec ou sans altération de la peau (1).

Rappelons en terminant cette étude sur les propriétés des principes minéralisateurs de l'Eau de Brides, que l'*iode* a une puissante action résolutive et fondante, que le *gaz acide carbonique* stimule l'appetit, favorise la digestion et jouit de propriétés calmantes et cicatrisantes, que le *gaz hydrogène sulfuré* a une action sédative sur l'appareil pulmonaire, que les *phosphates* servent à la réparation du système osseux, que la *silice* enfin est considérée, d'après les recherches modernes, comme un remède dépuratif et réparateur.

On voit clairement par ce que nous venons de dire que

---

(1) Traité pratique des maladies des nouveaux-nés par le Dr Bouchut, page 984.

l'Eau thermale de Brides est un médicament complexe, jouissant des propriétés médicales qui caractérisent ses éléments minéralisateurs et qui peuvent se résumer en deux effets principaux : *effet purgatif* et *effet tonique ;* d'où il résulte deux méthodes principales d'administration des des Eaux selon les indications, la *méthode tonique* et la *méthode purgative*

La méthode *tonique* consiste à boire l'eau minérale à *petites doses* séparées par de longs intervalles, de 1 à 4 verres, par exemple, dans la matinée et même dans la journée ; alors l'eau minérale ne produit pas de purgation sauf dans des cas exceptionnels ; elle est absorbée par la muqueuse gastro-intestinale et passe dans le torrent de la circulation en entraînant avec elle ses principes minéralisateurs qui pénètrent alors dans le sang et le modifient profondément tantôt en lui cédant un élément qui lui manque tel que le *fer* dans la chloro-anémie, tantôt en reconstituant sa partie séreuse au moyen des *sels neutres* et du *chlorure de sodium,* tantôt en provoquant au moyen de l'*iode,* l'élimination et le départ de matériaux pathologiques déposés dans les organes, etc. On sait d'ailleurs que les solutions salines sont absorbées ou ne le sont pas, suivant que leur degré de concentration est inférieur ou supérieur à celui des sels contenus dans le sang (1) ; or l'eau thermale de Brides ne contenant que 5 à 6 grammes de sels, tandis que la quan-

(1) Voir le Lyon médical du 28 février 1869, page 310.

tité de sels solubles contenus dans le sang est à peu près de 8 grammes, est dans d'excellentes conditions pour être absorbée et passer dans la circulation.

Les bains *tempérés*, c'est-à-dire plutôt *frais* que *chauds* font partie de la méthode tonique ; ils sont au-dessous de la *température normale* ou du degré d'*indifférence*. Le Dr Kühn appelle *température normale* ou degré d'*indifférence* le degré auquel l'eau du bain ne donne aucune sensation de chaud ou de froid, et qui ne tend ni à augmenter ni à diminuer d'une manière sensible la chaleur de l'économie. Cette température *normale* ou *indifférente* qui n'est pas la même pour tout le monde et qui varie de quelques degrés selon les personnes et selon la chaleur du milieu atmosphérique, oscille entre 31 et 35 degrés centigrades, (25° à 28° Réaumur). Si le bain est donné au-*dessous* de la *température normale*, l'exhalation cutanée s'arrête, et l'absorption commence ; c'est ce qui a lieu pour le bain de Brides qui ne dépasse pas 35 degrés centigrades ; le bain provoque au contraire l'exhalation cutanée et l'absorption s'arrête, si sa température est plus élevée (1). En d'autres termes, l'absorption a lieu toutes les fois que l'eau du bain est à une température inférieure à celle du sang (35 centig, environ), comme cela résulte des observations de Jung, Rator,

(1) Les Eaux de Niederbronn par le Dr Kühn, Paris 1860, page 97.

Collard, Madden et Berthold (1). Les bains de Brides dont la température ne s'élève pas au-dessus de 35 centigrades sont des bains tempérés et calmants ; ils modèrent l'irritation, font cesser les spasmes et produisent un bien-être général, comme nous l'avons déjà dit plus haut. Cette methode *tonique* s'adresse surtout aux personnes nerveuses, anémiques et épuisées ; elle sera indiquée toutes les fois qu'il s'agira de remonter l'organisme ou de réveiller des fonctions languissantes ou endormies.

La méthode *purgative* qui est, à Brides, la *méthode par excellence* est constituée par la boisson de l'eau minérale à plus haute dose, et à intervalles rapprochés de dix minutes en dix minutes ou de quart d'heure en quart d'heure. Un exercice modéré entre chaque verrée favorise considérablement l'action des Eaux ; la dose moyenne est de 5 à 6 verres qui produisent au bout de quelque temps 3 à 4 évacuations alvines, sans déterminer aucune colique ; quelques personnes difficiles à purger sont obligées de boire un plus grand nombre de verres (de 6 à 10), tandis que chez d'autres au contraire, une à deux verrées suffisent pour amener un effet purgatif. Les effets de la douche *ascendante* viennent s'ajouter à ceux que produit la boisson. Le bain même favorise l'effet laxatif des Eaux. La purgation obtenue par les Eaux de Brides est une purgation

---

(1) Traité général des Eaux minérales par Pétrequin et Socquet, pages 268 et 269.

abondante et douce, tout à la fois ; elles purgent par irritation légère de la muqueuse intestinale dont elles augmentent les sécrétions ainsi que celles des glandes qui viennent y aboutir, tels que le foie et le pancréas. Cette action purgative des Eaux de Brides analogue à celle produite par les sels neutres, est tellement bénigne, quoique produisant beaucoup d'effet, que l'on peut continuer l'usage des Eaux à dose purgative pendant plusieurs semaines sans aucun inconvénient. Dans son Manuel du Baigneur aux Eaux thermales de Brides, mon père ancien inspecteur des Eaux, insiste avec raison sur cette action purgative spéciale. « Plusieurs sources thermales et mi-
« nérales, dit-il, jouissent comme celles de Brides, d'une
« vertu purgative ; mais étudiées sous le rapport théra-
« peutique, toutes n'offrent pas une vertu laxative assez
« douce pour ne pas nuire et capable cependant de pro-
« duire un résultat médical. Toutes les eaux préconisées
« purgatives n'ont pas la double faculté de faire naître sur
« la muqueuse gastro-intestinale une irritation passagère
« et assez importante pour les effets qui en découlent.
« Tantôt cette irritation devenue trop forte, au lieu de
« modifier l'ordre actuel de la vitalité des intestins et des
« organes sécréteurs, phlogose les membranes internes du
« canal alimentaire, provoque des vomissements et déna-
« ture les tissus ; tantôt les jette dans une condition qui
« souvent ne fait qu'augmenter l'état pathologique des
« organes. Mais les Eaux de Brides ont la propriété de
« déterminer sur la surface interne intestinale cette légère

« irritation, un mouvement péristaltique spécial, d'où
« dérivent des déjections alvines qui ne sont accompagnées
« ni de vomissements, ni de coliques, ni de cette prostra-
« tion de forces si souvent le résultat inséparable des plus
« doux purgatifs. Ce mouvement organique produit une
« douce exhalation de la sensibilité, un épanouissement
« des vaisseaux capillaires, provoque un exhalation séreuse
« et une sécretion plus abondante de mucosités. » (1).

De plus, malgré leur action purgative, nos Eaux n'affaiblissent pas, comme nous l'avons déjà vu, grâce au principe ferrugineux qu'elles contiennent et qui contre-balance pour ainsi dire les effets naturellement débilitants des sels laxatifs, mais surtout parce qu'elles augmentent toutes les sécretions gastro-intestinales et qu'elles favorissent ainsi au plus haut degré la digestion et l'assimilation.

La durée de la cure est ordinairement de 3 à 4 semaines ; ce n'est point là une règle absolue, comme nous l'avons déjà dit dans notre ouvrage sur les Eaux de Salins ; on comprend effet que le traitement devra être plus ou moins prolongé selon la nature et l'ancienneté de la maladie. En général, les baigneurs sont pressés et veulent se guérir dans l'espace fatidique de vingt et un jours ; c'est une hâte qui leur est souvent préjudiciable,

---

(1) Manuel du Baigneur aux Eaux thermales de Brides par le Dr Laissus père, page 19.

car beaucoup interrompent leur traitement au moment où les Eaux commencent à agir favorablement ; et la cure alors est incomplète ou est manquée.

Dans les affections chroniques ou rebelles, on fait parfois dans la même saison deux traitements séparés par un intervalle de plusieurs jours de repos. Quoiqu'il en soit, on s'en tiendra à la direction de l'homme de l'art qui est le seul juge compétent de la durée de la cure. A propos de direction médicale, nous dirons aux baigneurs, une fois pour toutes, et dans leurs intérêts, qu'il est imprudent de prendre les Eaux sans avoir consulté un médecin, car les Eaux de Brides très actives peuvent faire beaucoup de bien ou beaucoup de mal selon la manière dont elles seront administrées.

Avant de passer à l'étude spéciale de l'action thérapeutique des Eaux de Brides, nous allons examiner sommairement leurs principales indications et les comparer aux Eaux similaires de France et d'Allemagne, à fin de bien définir le rôle important qu'elles sont appelées à remplir dans l'hydrologie médicale française.

V.

PARALLÈLE DES EAUX DE BRIDES
ET DES
EAUX SIMILAIRES D'ALLEMAGNE ET DE FRANCE.

Nous venons de voir que les Eaux de Brides sont des Eaux essentiellement *purgatives* et *toniques* tout à la fois. Ces deux propriétés qu'on ne trouve pas souvent réunies dans les Eaux minérales donnent évidemment à nos Eaux un cachet particulier que nous trouverons dans leurs effets thérapeutiques.

En effet les Eaux de Brides ont une action *spéciale* sur les organes contenus dans la cavité abdominale ; elles régularisent, avons-nous dit, la circulation de la veine-porte, et rétablissent l'équilibre entre le système artériel et la vénosité prédominante, ce qui explique leur influence favorable dans toutes les hypérémies et stases veineuses des viscères sous-diaphragmatiques.

Jouissant d'une efficacité réelle dans la plupart des maladies chroniques des *voies digestives* et *biliaires*, les Eaux de Brides sont surtout *souveraines* dans les *engorgements du foie*, l'*ictère*, la *plethore abdominale* (vénosité de Braünn) et l'état *hémorrhoïdaire* avec toutes leurs conséquences telles que digestions difficiles, obstructions viscérales, migraine, constipation, hypochondrie, etc. Il en est de même des congestions veineuses et des engorgements passifs de l'utérus et de ses annexes où nos Eaux réussissent très-bien soit par leur action purgative révulsive, soit par leur action tonique bien appropriée à l'*anémie* qui accompagne généralement ces affections.

Leurs propriétés *diurétiques* les rends précieuses dans les maladies des reins et de l'appareil urinaire ; elles ont également une influence favorable dans les catarrhes chroniques de l'appareil broncho-pulmonaire.

Enfin les Eaux de Brides, par la purgation continue qu'elles procurent, opèrent la déplétion des vaisseaux, et sont naturellement indiquées pour dissiper la *plethore générale*, pour combattre les congestions sanguines vers la tête et vers la poitrine, pour diminuer la tendance aux apoplexies, pour résoudre les épanchements et les maladies qui en sont la conséquence telle que les hémiplégies et les paralysies. Les affections de la peau, surtout à forme sèche, le pityriasis, le psoriasis, le prurigo, etc, les exanthèmes chroniques de la face, sont également justiciables des Eaux de Brides, principalement quand ces éruptions proviennent d'un mauvais état des voies digestives, d'un amas de bile, de suppression de la menstruation ou des hémorrhoïdes, de congestions sanguines anormales. D'ailleurs, les observations cliniques que nous publierons plus loin en étudiant l'action thérapeutique des Eaux sur chaque état morbide, viendront à l'appui de nos affirmations et de nos inductions.

Il y a plus de dix ans que nous avons comparé les Eaux de Brides aux Eaux minérales allemandes de Carlsbad et de Kissingen (1), et que depuis lors nous n'avons cessé de le répéter dans diverses publications (2).

Examinons d'abord la ressemblance chimique de Brides et de Carlsbad ;

Voici l'analyse de Carlsbad (source du Sprudel) par Berzélius :

Acide carbonique . . .	0,33 à 0,44 en volume
	Grammes
Sulfate de soude . . .	2,58715
Chlorure de sodium . .	1,03852
Carbonate de soude . .	1,26237
— de chaux . .	0,30860
— de strontiane.	0,00096
Magnésie	0,17834
Silice.	0,07515
Péroxyde de fer . . .	0,00362
Oxyde de manganèse. .	0,00084
Fluate de chaux . . .	0,00320
Phosphate de chaux . .	0,00022
— d'alumine. .	0,00032
Total	5,45927

(1) Voyez mes *Etudes médicales sur les Eaux thermales Purgatives de Brides-les-Bains*. 1863.

(2) Voyez entre autres la *Savoie thermale* du 9 juin 1872, (supplément) et la *Gazette des Eaux* du 5 décembre 1872.

Si l'on veut bien se reporter au chapitre qui traite des propriétés chimiques des Eaux de Brides, on remarquera l'analogie frappante qui existe entre ces deux sources; cependant l'avantage reste à nos Eaux qui contiennent de 6 à 7 grammes de sels par litre, pendant qu'il n'y a que 5 grammes 1/2 dans les Eaux de Carlsbad ; la seule différence sensible consiste en ce que le sulfate de chaux (2 grammes environ) de l'Eau de Brides est remplacé dans l'eau de Carlsbad par la même quantité, à peu près, de carbonate de soude et de chaux. Nos Eaux contiennent en plus, du sulfate de magnésie, et une plus grande quantité de chlorure de sodium.

Etudions maintenant l'analogie de l'action physiologique et thérapeutique de ces eaux.

Dans son Guide pratique aux Eaux minérales, le Dr Constantin James dit à propos de Carlsbad (1) : « L'Eau « de Carlsbad et plus particulièrement le Sprudel, détermine souvent, au moment de son ingestion, un sentiment « de constriction vers la tête, des vertiges et une sorte « d'ivresse....... Cette eau dans la majorité des cas, « exerce sur l'intestin une action purgative.... Les évacu« ations qui en résultent sont plus souvent d'un noir « verdâtre, et semblables à de la poix fondue; aussi

---

(1) *Guide pratique aux Eaux minérales* par le Dr Constantin James 7me édition, page 328.

« Joseph Frank étonné de leur caractère tout à fait spécial, « les nomme-t-il selles *Carlsbadoises*.

. . . .

« De toutes les affections pour lesquelles ont se rend à « ces eaux, les hypertrophies de foie sont celles qui cèdent « le mieux à leur puissante influence; » et plus loin il ajoute que ces eaux sont indiquées dans la gravelle, les calcules biliaires, etc.

D'après le Dr De Carro (1), les Eaux de Carlsbad sont en général *purgatives, diurétiques,* et *sudorifiques.* Ce qu'elles ont de plus remarquable, c'est leur vertu graduellement désobstruante et *altératrice.* On les a trouvé utiles, disent MM. Pétrequin et Socquet, dans les engorgements du foie, de la rate, des glandes mésentériques et surtout l'hypochondrie (2).

D'un autre côté, le Dr Constantin James dit des Eaux de Brides que, « bues à la dose de 4 à 5 verres leur « action est franchement laxative. On les prend aussi « en bains et en douches dans un assez belle établis « sement. Ce sont des Eaux particulièrement recomman- « dées dans les saburres stomacales, les hypertrophies du

---

(1) *Vingt-huit ans d'observations à Carlsbad* par Jean de Carro 1853.

(2) Ouvrage cité, *Traité général des Eaux minérales*, page 245.

« foie, et en général dans tous les engorgements des viscères « abdominaux (1). »

A Brides, d'après le témoignage du Dr Laissus, disent MM. Pétrequin et Socquet, on retire de grandes avantages de ces eaux, dans les embarras hémorrhoïdaires, dans la circulation viciée de la veine-porte, les engorgements chroniques du foie, du pancréas, de la rate etc (2).

Dans une étude récente et comparative des Eaux de Brides, de Salins et de Bourbon-Lancy, lue à la Société de médecine de Lyon, un médecin distingué de Paris le Dr Girard de Cailleux, formule les conclusions suivantes :

« Les Eaux de Brides sulfatées calciques, sodiques, « magnésiennes, c'est-à-dire, purgatives, exercent une « action des plus heureuses dans les engorgements du foie, « dans la plethore abdominale, vénosité de Braünn, dans « les affections saburrales des voies digestives, et dans les « cas de mouvements congestifs vers les centres nerveux. « Elles agissent à la manière des Eaux si vantées de *Car-* « *lsbad, dont elles égalent la valeur*. Elles peuvent être « opposées aux Eaux de Hombourg et de Kissingen (3). »

A tous ces témoignages dont on ne niera pas la compétence, scientifique, je suis heureux d'ajouter celui d'un bon ami et nouveau confrère, le Dr Francis Bertier d'Aix-les-

---

(1) Guide cité, page 218.

(2) Ouvrage cité, page 352.

(3) Lyon médical du 8 décembre 1872, page 530.

Bains, qui vient de débuter dans la médecine thermale par une excellente thèse sur les Eaux minérales de la Savoie. C'est surtout, dit-il, dans les affections du foie que ces eaux (Brides) opèrent des cures remarquables, et il cite à l'appui une observation des plus concluantes qui prouve abondamment la valeur comparative de nos Eaux, et que nous reproduisons d'autant plus volontiers, que nous avons nous-même dirigé le traitement de l'intéressante malade.

« Mme B.... âgée de 46 ans, excellente santé antérieure, « n'ayant jamais habité les pays chauds; 5 enfants robustes. « Chagrins profonds à la suite desquels se déclare un ictère « persistant qui passe du jaune clair au jaune foncé, puis « au jaune vert foncé. Prurit violent. Selles d'abord gri- « sâtres, puis complètement décolorées, urines vert-olive « — Commencement de fièvre hectique et émaciation pro- « noncée. Pas de calculs dans les selles, ni de douleurs « aigues. Tous ces symptômes arrivent à leur summum « après dix mois. A cette époque le foie est dur, mais non « bosselé, il dépasse d'une main le rebord costal, et donne « lieu à des douleurs sourdes et même lancinantes dans « l'hypochondre droit. L'hypertrophie de l'organe est « manifeste. M. le Dr Bernutz, de Paris, croit à une « dégénérescence du foie. La malade très amaigrie et « affaiblie est envoyée à Vichy. Le Dr Pupier constate ces « différents symptômes et dirige le traitement. Aprés une « cure de trente jours, la malade revient de Vichy encore « plus affaiblie, l'émaciation est à son comble ; la vue « elle-même faiblit considérablement. Tous les symptômes

« énumérés plus haut persistent ; il survient, en outre, de
« larges éphélides hépatiques sur les paupières et dans la
« région du foie. M. Tessier (de Lyon) appelé en consul-
« tation, malgré l'état très grave de la malade, et après
« avoir constaté l'absence de bosselures et de mamelons
« sur le foie, pense que l'hypertrophie du foie et les autres
« symptômes sont le résultat de l'obstruction des canaux
« biliaires produite par leur inflammation, il ne croit pas
« à une dégénérescence de l'organe et conseille comme
« dernière espérance une cure à Carlsbad. Mon père ayant
« eu déjà occasion de constater les effets remarquables des
« Eaux de Brides, en tout point semblables à ceux produits
« par les Eaux de Carlsbad, envoie la malade à Brides ;
« (son état ne permettait pas, du reste, un voyage trop
« long). Le Dr Laissus prescrit les Eaux à doses purgatives
« de 7 à 8 verres le matin ; purgation abondante, 4 ou 5
« garde robes. Après dix jours, les selles qui étaient restées
« décolorées pendant douze mois et dont la consistance
« était celle de la crème fouettée, commencent à se colorer
« légèrement et à se former ; les urines sont plus claires
« et plus abondantes, la vue redevient bonne. Le traitement
« purgatif est bien supporté, on le continue pendant un
« mois. L'appetit est excellent, les digestions sont bonnes,
« les forces reviennent, la fièvre hectique disparaît et
« l'émaciation cesse. La malade revient dans sa famille
« dans un état satisfaisant, elle fait quelque temps après
« une cure de raisin. Les selles et les urines sont presque
« normales. Il y a toujours un peu d'amaigrissement, mais

« peu à peu il fait place à un léger embonpoint. Les « éphélides seules persistent ainsi que la coloration jaune « des conjonctives. L'hiver est assez bon. Au printemps, « nouvelle cure à Brides après laquelle la guérison est « complète, elle ne s'est pas démentie depuis deux ans, « malgré une grossesse très heureuse survenue quelques « mois après la saison de Brides (1). » Nous concluons avec l'auteur de cette observation remarquable que les Eaux de Brides donnent des résultats merveilleux là où les Eaux de Carlsbad sont indiquées, et nous ajouterons là, où les Eaux de Vichy échouent, ce qui sera prouvé d'ailleurs par d'autres observations que nous donnerons plus loin.

Les Eaux de Brides et de Carlsbad sont donc sœurs ; elles présentent en effet une identité complète d'action tant physiologique que thérapeutique ; aussi a-t-on le droit d'être péniblement affecté de voir nos Eaux de Brides si peu ou si mal appréciées même dans les ouvrages modernes d'hydrologie médicales les plus renommés.

Ainsi il n'est pas exact de dire, comme l'a dit M. Durand-Fardel dans son récent rapport, à la Société d'hydrologie médicale de Paris, sur les Eaux minérales de France mises en regard de celles de l'Allemagne, qu'il n'y a pas

---

(1) Des Eaux minérales de la Savoie, Thèse pour le Doctorat par Francis Bertier, médecin aux bains d'Aix. 1873. pages 62 et 63.

en France d'eau minérale équivalente à Carlsbad. C'est là une erreur ; car, nous venons de le voir, cette eau similaire, équivalente, est celle de Brides en Savoie. Je suis heureux de citer à l'appui de mon opinion celle du Dr Pétrequin de Lyon, qui dans un ouvrage tout récent, signale d'une manière *particulière* à l'attention des médecins, parmi les Eaux minérales françaises, les Eaux de Brides-la-Perrière, comme équivalentes aux Eaux salines de Marienbad, d'Egra, et de Carlsbad (1).

Dans une excellente étude médicale sur la cure de Carlsbad, le Dr Caulet résume son travail en disant qu'il faut reconnaître à ces Eaux une action locale et une action générale ; L'action *locale* exercée sur le tube digestif est directe, *topique, irritante.* L'action *générale,* abstraction faite de propriétés stimulantes passagères, est essentiellement *altérante* et *dépressive* (2).

L'avantage reste donc à nos Eaux de Brides qui ne sont pas irritantes et qui de plus sont *toniques.*

Il en est de même des Eaux minérales de Kissingen (Bavière) avec lesquelles nos eaux ont une grande analogie d'action ; au point de vue chimique, les eaux de Kissingen (source Rakoczy et Pandur) sont plus chlorurées que les

---

(1) Nouveaux mélanges de Chirurgie et de Médecine, par le Dr Pétrequin, Paris 1873, 445.

(2) Annales de la Société d'Hydrologie, tome 16, 2e livraison, pages 79 et 80.

nôtres ; mais en revanche nos eaux contiennent une plus grande quantité de sulfate de soude, de chaux et de magnésie ; de plus, les Eaux de Brides ont une thermalité de 35° centigrades, tandisque les sources de Kissingen ne dépassent pas 10 à 11° centigrades. Les indications thérapeutiques sont à peu près les mêmes pour Kissingen et pour Brides ; ainsi les Eaux allemandes sont renommées dans les affections intestinales désignées sous le nom de saburrales. On les conseille avec succès, disent MM. Pétrequin et Socquet (1), dans les affections qui reconnaissent pour cause la plethore abdominale, et le ralentissement de la circulation de la veine-porte, avec congestion du côté du foie. Le Dr Constantin James vante également leurs effets salutaires dans les affections abdominales, les hypertrophies du foie, les engorgements de la rate, du pancréas, de l'épiploon et des glandes mésentériques (2). D'un autre côté nous lisons dans l'ouvrage, dû à la plume de M. E. Barrault que les Eaux de Kissingen sont très excitantes et que leur administration exige de grands ménagements dans les vénosités abdominales, toutes les fois qu'on peut redouter des congestions actives ou des accidents névropathiques (3) ; cette assertion, confirmée, par l'opinion du

---

(1) Traité général pratique des Eaux minérales, page 207.

(2) Guide cité, pages 306 et 307.

(3) Parallèle des Eaux minérales de France et d'Allemagne, page 50.

Dr Labat qui dit que les Eaux Kissingen ont une action *excitante* et *tonique*, qu'elles conviennent surtout aux tempéraments lymphatiques, moins bien aux tempéraments nerveux et bilieux et *très peu aux tempéraments sanguins* (1), crée en faveur des Eaux de Brides une supériorité réelle, car nous avons vu qu'elles sont *purgatives* et *toniques sans excitation*, et qu'elles sont très efficaces pour dissiper les congestions. Cette action thérapeutique analogue des Eaux de Brides et de Kissingen est bien connue des médecins de Genève dont plusieurs envoient indifféremment leurs malades à Brides ou à Kissingen selon que ceux-ci connaissent la langue française ou allemande.

Dans une visite qu'il fit à nos Eaux en 1871, le Dr Gubler les comparaît volontiers aux eaux de Hombourg et de Kissingen.

Voyons maintenant si en France, il y a des eaux minérales similaires à celles de Brides. D'abord tous les auteurs qui ont écrit sur ce sujet s'accordent à reconnaître la pauvreté de la France en eaux minérales purgatives.

Dans un des ouvrages les plus récents sur l'hydrologie minérale, M. Barrault s'exprime ainsi : « Le nombre « des Eaux laxatives ou purgatives possédées par notre « pays est assez restreint, pour que nous n'omettions pas

---

(1) *Etude sur les Eaux de Kissingen*, par le Dr Labat, Annales d'Hydrologie, tome 12e, page 306.

« d'appeller l'attention sur l'action assez spéciale que « possède la source de Brides (1). » En effet l'eau minérale de Brides tient incontestablement le premier rang parmi les Eaux minérales purgatives françaises et laisse bien loin derrière elles les eaux minérales de Miers, de Montmirail, de Sermaize, de Chatelguyon, d'Aulus, etc. auxquelles elle est supérieure non moins par sa thermalité que par ses propriétés tout à la fois purgatives, et toniques.

L'eau minérale française qui offre la plus grande analogie avec Brides, est celle de Saint-Gervais (H[te]-Savoie) ; il y a cependant une différence capitale entre ces deux eaux ; les Eaux de St-Gervais sont surtout *sulfureuses*, tandisque les Eaux de Brides ne le sont pas ou très peu ; en revanche les Eaux de Brides sont moins irritantes et plus *fortement* purgatives. La même observation est applicable aux Eaux minérales d'Uriage qui sont aussi des Eaux *Sulfureuses salines*.

Les Eaux de Brides se distinguent donc de celles de St-Gervais et de celles d'Uriages qui sont surtout sulfureuses par leurs propriétés *franchement purgatives* et *nullement irritantes*. Lorsque nous étudierons plus loin l'action des Eaux de Brides sur les maladies du foie, nous verrons leur ressemblance thérapeutique avec

---

(1) Parallèle des Eaux minérales de France et d'Allemagne 1872, page 288.

les Eaux de Vichy, et leur supériorité sur celles-ci dans certaines affections hépatiques.

L'examen comparatif des Eaux minérales que nous venons de faire nous démontre que les Eaux de Brides jouissent réellement d'une action *spéciale*, qu'elles peuvent remplacer avantageusement les Eaux allemandes si vantées de Carlsbad et de Kissingen, et qu'elles occupent incontestablement le premier rang parmi les eaux minérales purgatives de France.

VI.

INDICATIONS THÉRAPEUTIQUES

CONTRE-INDICATIONS.

Nous allons passer en revue les principales maladies qui sont traitées avec succès par les Eaux de Brides en commençant par les affections *abdominales* sur lesquelles nos Eaux ont une action pour ainsi dire *spéciale;* on trouvera les observations cliniques plus loin.

MALADIES ABDOMINALES.

ÉTAT SABURRAL DES PREMIÈRES VOIES ; EMBARRAS GASTRIQUE CHRONIQUE.

Cette indisposition qui est produite par une sécrétion exagérée du fluide musqueux dans l'estomac est assez fréquente chez les personnes qui mènent une vie sédentaire, et dont la nourriture se compose surtout de bière, de mets gras et farineux ; on l'observe également souvent chez les enfants lymphatiques. Cet état saburral qui se traduit en langue vulgaire par les mots de *pituite*, de *glaires*, présente les signes généraux suivants : la bouche est pâteuse, la face est bouffie, les tissus sont décolorés ; toutes les fonctions sont languissantes, le bas-ventre est gros et tuméfié ; les personnes qui en sont affectées éprouvent des nausées, des vomissements, des renvois acides, quelquefois des vertiges ; l'appetit est variable ; on observe parfois de la toux, et généralement un catarrhe avec expectoration d'un mucus transparent plus ou moins épais. C'est la dyspepsie *pituiteuse* de quelques auteurs. Les Eaux minérales qui se trouvent le mieux appropriées en pareille circonstance, sont suivant M.-Durand-Fardel

(1) celles qui sont douées de propriétés laxatives et surtout celles qui contiennent des sulfates sodiques où magnésiques. En effet les Eaux de Brides à dose purgative sont ici parfaitement indiquées ; de plus un régime tonique, et beaucoup d'exercice au grand air compléteront la cure. (Observation n° 1.)

DYSPEPSIES, VERTIGE STOMACAL.

On entend par *dyspepsie*, en général, une affection caractérisée par la lenteur et la difficulté des digestions. On observe chez le dyspeptique de l'inappetence, de la constipation ou de la diarrhée ; il y a flatulence et gonflement de l'abdomen, éructations, renvois acides, sensation douloureuse à l'épigastre, etc. Le malade est sujet à des lassitudes spontanées, et son esprit est porté à l'hypocondrie. On distingue plusieurs espèces de dyspepsie, *simple, atonique, pituiteuse, acide, flatulente,* etc. selon la cause ; c'est-à-dire que la dyspepsie est habituellement une affection symptomatique. En effet elle est souvent sous la dépendance d'une altération des fonctions de la peau : elle est un épiphénomène assez ordinaire des lesions chroniques de l'estomac, des maladies du foie et des

(1) Rapport présenté à la Société d'Hydrologie médicale de Paris. Annales de la Société, tome 17e, 3e livraison, page 182.

affections de l'appareil urinaire, surtout chez les vieillards. L'influence des maladies utérines sur le développement de la dyspepsie n'est pas moins remarquable ; il en est de même des troubles intestinaux et notamment de la constipation qui sont en rapport intime avec la dyspepsie laquelle est d'ailleurs un symptôme commun à plusieurs maladies diverses telles que la goutte, les hémorrhoïdes, les dartres, la chlorose, l'hystérie, etc. Les qualités purgatives et toniques des Eaux de Brides indiquent suffisamment leur efficacité dans ces différentes formes de dyspepsie, mais surtout dans les dyspepsies *atoniques, pituiteuses* et *flatulentes,* et principalement dans la dyspepsie que j'appelerai *bilieuse,* pour indiquer son point de départ. Il en est de même de la gastralgie dépendant d'un état bilieux.

Nos Eaux, en régularisant les fonctions gastro-intestinales, augmentent l'appetit, activent l'assimilation, et impriment un mouvement salutaire dans les organes dont les souffrances amènent la dyspepsie. Les *bains d'air* vivifiant de Brides, sont un excellent auxiliaire de la boisson, en raison de la corrélation intime de la peau avec les fonctions digestives (1). Les longues promenades à pieds sont aussi très utiles dans cette affection, car, au

---

(1) Lorry disait : *Primarium cum cute consensum habet ventriculus,*

dire de Chomel, on digère non-seulement avec l'estomac, mais encore avec les jambes.

Le *vertige stomacal* (*vertigo a stomacho læso*) que les anciens auteurs appelaient *vertigo per consensum ventriculi* appartient également à la famille des dyspepsies. En effet il dépend de certains troubles de l'estomac ; ce sont des étourdissements à forme *gyratoire*, c'est-à-dire que lorsque l'individu est debout, tout tourne autour de lui, il est obligé de fermer les yeux en se tenant immobile, et il tombe quelquefois, mais sans perdre connaissance. Il y a, en même temps, nausées, mal de cœur. Le malade éprouve à la région de l'estomac, un sentiment de pesanteur, quelquefois des crampes, ainsi que des vomissements glaireux et des éructations acides. Une particularité intéressante à noter, dit le professeur Trousseau (1) c'est que rien de semblable n'arrive en général quand le malade baisse la tête, contrairement à ce qui a lieu, lorsque le vertige dépend d'un état congestif de l'encéphale. Dans cette forme de dyspepsie, on commencera à prendre les Eaux à dose purgative, puis on les continuera à dose tonique à fin de laisser agir les principes alcalins et l'élément ferrugineux de l'eau minérale. (Observations nos 2. 3. 4. 6.)

(1) Clinique médicale de l'Hôtel-Dieu de Paris, tome II, page 332. Paris 1852.

GASTRO-ENTÉRITE CHRONIQUE. — DIARRHÉE. CONSTIPATION.

Les Eaux de Brides agissent merveilleusement dans la gastro-entérite passée à l'état chronique ; on voit bientôt, sous l'influence du traitement, cesser les vomissements de matières glaireuses, ainsi que la diarrhée ; la digestion se fait mieux et s'accomplit sans douleur ; l'appetit revient, la tension de l'abdomen disparaît ; les couleurs et les forces succèdent au teint anormal et à l'amaigrissement du malade.

On emploie, dans ce cas, en commençant toutefois avec précaution, la méthode purgative qui agit ici d'une manière *substitutive* sur la muqueuse gastro-intestinale. La douche ascendante et les bains aident beaucoup à la guérison par l'action puissante qu'ils ont sur l'intestin et l'enveloppe cutanée.

La *diarrhée* qui est quelquefois une affection essentielle, n'est le plus souvent qu'un symptôme commun à plusieurs maladies ; lorsqu'elle est glaireuse ou catarrhale et en l'absence de tout symptôme inflammatoire, l'usage de nos Eaux est parfaitement indiqué ; elle cesse alors au bout de quelques jours, et souvent après des symptômes de recrudescence dont il ne faut pas s'alarmer. Dans son rapport déjà cité, M. Durand-Fardel indique les Eaux de Brides à côté de celles de Miers, etc. dans cette forme de catarrhe intestinal (1). Si, au contraire, la diarrhée tient à une tonicité exagérée de l'intestin. à une inflammation aiguë de cet organe, il faut s'abstenir de l'usage des Eaux, jusqu'à ce que les accidents inflammatoires soient calmés.

Les Eaux de Brides sont employées également avec succès, soit en boisson, soit en bains, dans la *diarrhée* liée à la diothèse *herpétique*, dans la *diarrhée lientérique*, dans la diarrhée *sudorale* provoquée par l'influence atmosphérique, dans la diarrhée *bilieuse* et par indigestion, dans les catarrhe intestinal chronique que Jaccoud (2) appel par *fluxion compensatrice*, qu'on observe, par exemple, chez les *hémorrhoïdaires* dont le flux est diminué ou supprimé, et chez les femmes qui souffrent de troubles de la menstruation, comme dans la ménopause.

La *constipation* est une affection très commune qui accompagne un grand nombre de maladies et de lésions. Tantôt elle est due à la diminution des sécrétions intestinales, tantôt elle dépend de l'atonie des fibres musculaires de l'intestin ; elle n'est souvent qu'un symptôme de la dyspepsie, de l'état hémorrhoïdaire, des affections congestives de la matrice ; dans ces différents cas la constipa-

---

(1) Rapport cité tome 17e, 3e livraison, page 187.

(2) *Traité de pathologie interne*, par Jaccoud. Paris 1872, tome II, page 303.

tion rencontrera un remède efficace certain et durable dans l'usage des Eaux de Brides, en boisson et surtout en douches ascendantes. On sait que l'on recommande souvent contre cette affection parfois si rebelle, les médicaments qui joignent aux propriétés laxatives les avantages des toniques ; c'est pour cela que Graves conseillait le carbonate de fer (1). Or, les Eaux de Brides constituent un type spécial, d'eaux minérales toniques et purgatives ; et cette action toni-purgative des Eaux sur la muqueuse intestinale explique suffisamment leur réussite remarquable dans les constipations les plus opiniâtres. (Observations n°s 5. 7. 8. 9. 10.)

AFFECTIONS VERMINEUSES. — TOENIA.

Depuis leur découverte, les Eaux de Brides ont montré leur efficacité remarquable contre les vers intestinaux, tels que les oxyures vermiculaires, les ascarides lombricoïdes ; on comprend aisément combien cette médication facile et simple, est utile dans la médecine des enfants. Il en est de même pour les vers rubannés, le *tœnia*, le *botriocéphale*, par exemple, dont les Eaux

---

(1) Leçons de clinique médicale de Graves, traduit par Jaccoud, tome II, page 324.

décèlent la présence, en en détachant les premiers anneaux; nos Eaux rendent malades ces hôtes incommodes et en facilitent singulièrement l'expulsion totale. Chaque année, nous avons des cures nombreuses d'affections vermineuses (tœnia) chez des personnes qui n'en soupçonnaient pas même l'existence. Cette propriété *anthelminthique* des Eaux de Brides a surtout été mise en relief par les observations des Drs Hybord et Laissus père (1). (Observation n° 11).

MALADIES DU FOIE.

C'est ici le grand triomphe des Eaux de Brides; en effet depuis la simple *jaunisse* jusqu'aux engorgements du foie les plus invétérés, on peu dire sans exagération, qu'elles jouissent d'une action *spécifique* dans les affections hépatiques, et rivalisent avantageusement avec Vichy et Carlsbad.

A l'instar de Carlsbad, les Eaux de Brides sont indiquées dans tous les cas où l'atonie sécrétoire, de l'appareil intestinal demande à être réveillée d'une

---

(1) Registre général du Dr Hybord dans l'ouvrage cité de Socquet, pages 249 et 250. et *Manuel du baigneur*, par le Dr J.-A. Laissus, page 33.

manière particulière par une action purgative. Les Eaux de Brides possèdent à un haut degré cette action purgative et sont ainsi supérieures à celles de Vichy qui ne purgent pas du tout ; de plus, les Eaux de Vichy sont des Eaux *déplastisantes* qui amènent généralement un grand affaiblissement de l'organisme, tandis que les Eaux de Brides sont *toniques* et *reconstituantes,* et conviennent spécialement dans les *hépatites chroniques,* dans les engorgements anciens et volumineux que les Européens rapportent des pays chauds et qui sont généralement accompagnés d'une anémie profonde et de cachexie paludéenne. Les Eaux de Brides réussissent admirablement dans les *congestions chroniques* du foie causées par l'abstruction des canaux biliaires ; l'observation remarquable publiée plus haut est un exemple frappant de leur efficacité et de leur supériorité sur Vichy. L'état *bilieux* ordinaire, l'*ictère* même invétéré, les *hypertrophies* anciennes du foie, même avec commencement d'hydropisie, son traités avec succès par nos Eaux, comme on le verra par les observations que nous publierons plus loin.

En résumé, nos Eaux sont indiquées dans toutes les maladies du foie qui sont causées ou entretenues par un défaut de sécrétion de la bile, par le ralentissement de son cours, par la rétention et la stase biliaires, par l'obstruction des canaux hépatiques, surtout lorsque ces maladies sont accompagnées d'un état anémique et même cachectique, comme cela arrive souvent.

C'est la méthode *purgative* qu'on emploie ici de

préférence ; toutefois les bains et les douches sont aussi d'un grand secours ; la douche *ascendante* surtout constitue une partie importante du traitement ; en effet, outre l'évacuation qui remédie à la constipation et opère en même temps un effet révulsif sur la muqueuse rectale, cette douche a l'avantage précieux de présenter les principes minéralisateurs à l'absorption du système de la veine-porte, et de les mettre ainsi en contact direct avec l'organe engorgé, Les bains généraux et les douches sur la région de l'hypochondre droit, contribuent également à la résolution de la maladie.

Les Eaux de Brides sont également efficaces contre les *calculs biliaires* et les *coliques hépatiques.* Le Dr Jaccoud dit que la *cholélithiase* est favorisée par toutes les lésions du foie et de l'appareil biliaire qui peuvent avoir pour effet de *ralentir* le *cours de la bile* (1). Or nous savons que nos Eaux augmentent la sécrétion biliaire d'une manière spéciale et en activent singulièrement l'écoulement ; on comprendra alors aisément leur efficacité dans cette affection grave. Les Eaux de Brides, pas plus que celles de Vichy, n'ont le pouvoir de dissoudre ces calculs formés principalement de *cholestérine,* mais nos Eaux éminemment purgatives favorisent et facilitent l'élimination de ces concrétions et des poussières qui les engendrent, régularisent les fonctions du foie et de l'intestin,

(1) Traité de pathologie interne, tome II, page 455.

rendent l'assimilation plus parfaite, et en modifiant avantageusement l'état fonctionnel des organes, peuvent jusqu'à un certain point prévenir la formation de nouvelles productions pathologiques. C'est dans le même sens que nos Eaux agissent contre les *coliques hépatiques*, et que nous en avons souvent reconnu l'utilité, sinon pour en supprimer tout à fait les accès, au moins pour les éloigner, les atténuer considérablement et quelquefois les faire disparaître pendant longtemps.

« Les Européens, dit le Dr Francis Bertier qui ont « habité longtemps les pays chauds et en sont revenus « avec le foie et la rate hypertrophiés et qui sont tour- « mentés par des accès hépatiques violents, trouveront « à Brides un remède presque assuré à leurs souffrances. « C'est donc en toute conscience que le Dr Laissus fils « a pu dire des Eaux de Brides qu'elles sont *spécifiques* « dans les maladies du foie, à l'égal des sources les plus « renommées telles que Vichy et Carlsbad (1). » (Observations nos 12, 13, 14, 15, 16, 17, 18, 19).

(1) *Des Eaux minérales de la Savoie*, thèse par le Dr Francis Bertier, Paris 1873, page 64.

PLETHORE ABDOMINALE VEINEUSE ; ÉTAT HÉMORRHOIDAIRE.

On donne le nom de plethore abdominale à un groupe de phénomènes morbides que l'on désignait autrefois sous le nom d'obstructions, d'empâtements *(infarctus)* et qui se manifestent surtout chez les sujets bilieux, hémorrhoïdaires, hypochondriaques (*hypochondria cum materie* des anciens) menant une vie sédentaire et usant d'une nourriture trop substantielle (1). Cette affection connue aussi sous le nom de *vénosité de Braünn,* résulte d'un défaut d'équilibre entre les systèmes nerveux, sanguin et lymphatique du bas-ventre. Cette irrégularité d'action produit d'abord de la lenteur dans la digestion, un ralentissement de la circulation abdominale avec prédominance de l'appareil veineux, des engorgements dans les viscères avec altération de leurs sécrétions respectives ; cet état pathologique qui donne souvent naissance aux accidents de la goutte, de la gravelle, des calculs biliaire etc, est caractérisé par des congestions cérébrales, des feux à la figure, de mauvaises digestions, des crampes d'estomac, des aigreurs, de la

---

(1) *Traité général pratique des Eaux minérales* par MM. Pétrequin et Socquet, page 321.

constipation et souvent par des accès de profonde mélancolie. Je dirai ici ce que le Dr Labat (1) dit des Eaux de Marienbad que nos Eaux facilitent la circulation veineuse par la régularité des évacuations alvines qui maintient dans un état continuel de vacuité les anses intestinales, par la contractilité musculaire de l'intestin, par le réveil de l'activité sécrétoire entraînant une perte de matériaux liquides empruntés au système capillaire. Alors la masse sanguine diminue dans les réseaux veineux où elle demeurait accumulée sans profit pour l'organisme, et le système-porte ainsi allégé restitue ce qu'il avait détourné de la circulation générale.

Les *hémorrhoïdes* sont, pour ainsi dire, le cortège obligé de cette pléthore veineuse que le Dr Baumès de Lyon appelle pour cela, *diathèse hémorrhoïdaire* (2) et qui s'accompagne souvent de congestions viscérales graves, (hémorrhoïdes viscérales des Allemands). Dans ces affections, on obtient les résultats les plus favorables de l'usage des Eaux de Brides ; leur action purgative, exerce sur l'intestin une dérivation lente, continue et sans secousse; en activant les sécrétions de la muqueuse intestinale et surtout des glandes (foie) qui viennent y aboutir, nos eaux

---

(1) *Etude sur la station et les Eaux de Marienbad* par le Dr Labat. Annales de la Société d'Hydrologie, tome 15me, 9me livraison, page 463.

(2) *Précis théorique et pratique sur les Diathèses* par Baumès, page 319.

désemplissent les capillaires engorgés, diminuent la pression vasculaire et entraînent les matériaux morbides déposés dans le parenchyme des organes. Sous l'influence minérale, le *flux hémorrhoïdal* souvent apparaît ; il devient quelquefois abondant ; mais bientôt tout rentre dans l'ordre, la détente est opérée, et le mouvement congestif se dissipe entièrement pour faire place à un grand soulagement produit par la résolution d'anciennes stases veineuses et par la régularisation des fonctions digestives. La douche *ascendante* de concert avec la boisson rend ici des services signalés ; on emploie également avec non moins d'avantages les bains généraux et les douches ordinaires sur les viscères engorgés. (Observations nos 20, 21).

MALADIES DE L'APPAREIL CÉRÉBRO-SPINAL.

CONGESTION CÉRÉBRALE. — ÉTAT APOPLECTIQUE.

Les Eaux minérales purgatives ont toujours été préconisées dans les affections congestives du cerveau ; elles agissent comme *dérivatives* et comme *hyposthénisantes*. Au bout de quelques jours de traitement, la purgation quotidienne et sans fatigue qu'amènent les Eaux de Brides, fait disparaître la constipation, le vertige, les éblouissements, l'embarras de la langue, l'engourdissement des membres et les autres symptômes de la congestion cérébrale. Que celle-ci soit due à une pléthore générale, à la cessation brusque d'un flux sanguin habituel (règles, hémorrhoïdes) aux fatigues intellectuelles prolongées comme cela arrive chez les gens de lettres, les Eaux purgatives de Brides sont également indiquées ; et non-seulement elles combattent efficacement la congestion, mais elles diminuent considérablement la tendance congestive, et agissent encore comme *préventives*, en empêchant le retour de nouveaux accès. Les Eaux de Brides agissent avec la même efficacité dans les affections *oculaires* à base veineuse, dans les congestions passives de l'appareil de la vision, et surtout lorsque ces maladies sont liées à la plethore abdominale où à l'état hémorrhoïdaire.

Il en est de même dans l'*état apoplectique* produit par un épanchement cérébral. La méthode purgative, sagement employée, comme le dit le Dr Kuhn (1) est de toutes les méthodes de traitement usitées aux établissements de bains, celle qui donne le plus de succès dans cette affection grave. Toutefois il est prudent de ne commencer la cure que quelque temps après la dernière attaque et après l'emploi des émissions sanguines. Les Eaux de Brides par les évacuations répétées qu'elles procurent, diminuent la masse du sang, ainsi que la tension vasculaire, et en déplaçant vers le rectum le mouvement fluxionnaire au profit de l'encéphale, agissent favorablement dans la période de résorp-

(1) *Les Eaux de Niederbronn, par le Dr Kuhn*, page 169.

tion et de réparation de l'apoplexie. (Observations n°s 22, 23, 24).

PARALYSIES.

L'usage de nos Eaux purgatives constitue une médication puissante dans les paralysies, d'origine cérébrale, qui succèdent à l'apoplexie. C'est la méthode franchement purgative qu'il faut employer en principe dans ces cas là ; car nos Eaux agissent surtout ici en décongestionant les centres nerveux ; on peut ensuite conseiller des demi-bains, des bains et des douches à friction pour réveiller la vitalité dans les organes affectés. Nos Eaux réussissent également bien dans les paralysies *périphériques*, dans les paralysies *rhumatismales, métastatiques*, dans celles qui paraissent reconnaître pour cause une viciation de la circulation veineuse abdominale. Cette action favorable de l'Eau thermale de Brides dans les paralysies est comme depuis fort longtemps. On lit, à ce propos, dans l'opuscule du Père Bernard, imprimé en 1685, dont il a été parlé plus haut, ce qui suit : « Il suffit de dire qu'il n'est encore personne « qui les aye éprouvé qui n'en ait ressenty tout l'effet qu'il « pouvait espérer, et entre autre le sieur Estienne Cha- « noine de S. Pierre de Tarentaise qui ayant demeuré « l'espace d'une année, sans pouvoir s'aider ny des bras « ny des jambes, s'est trouvé guéry après avoir pris trois

« semaines les Bains. Le même effet est arrivé au sieur « Jullaney curé de St Jean de Belleville, qui étant aussi « immobile qu'une statue et ayant même perdu l'usage de « la langue, fut guéry après s'être baigné cinq semaines « durant : la fille d'un Avocat de Tarentaise étant tombée « dans un accident de paralysie qui l'avait rendüe immo- « bile de tout le corps, a été guérie en partie par la vertu « de ces Eaux, et l'aurait été tout à fait sans un coup de « lancette qui luy fut donné à la langue à contre-tems, et « qui l'a empêché de recouvrer tout à fait l'usage de la « parole ; le sieur Rol Chatelain de Monseigneur l'Arche- « vêque, ayant envoyé prendre ces Eaux, et s'en étant fait « un Bain, a été guérie d'une paralysie sur les jambes et « marche comme auparavant, ce qui conste par de bons « actes signés par mains de Notaires que l'on pourrait « produire icy, si les choses n'étaient scües de tout le « monde » (1).

Dans son Manuel du Baigneur, mon père rapporte plusieurs exemples de guérisons de paralysies suites d'apoplexie ; j'ai moi-même, dans une brochure sur les Eaux publiée en 1862, relaté un cas de guérison très remarquable d'une paralysie grave de la sensibilité et du mouvement et que je reproduirai plus loin. (Observations nos 25, 26).

---

(1) *Les Eaux du Bain*, par le Père Bernard. Villefranche, page 9.

MALADIES NERVEUSES. — MIGRAINE. — SURDITÉ. NÉVROSES DIVERSES.

La bile et le sang jouent un grand rôle dans la production de certaines maladies nerveuses ; cette idée émise par les anciens est trop oubliée aujourd'hui ; il faut donc en tenir compte dans le traitement de ces maladies. Les Eaux de Brides sont très efficaces dans toutes les affections nerveuses dont le point de départ est une altération des fonctions digestives et surtout du système de la veine-porte. La *migraine*, par exemple, est souvent symptomatique de mauvaises digestions, des hémorrhoïdes, de la goutte, de la chlorose, de l'hypochondrie etc; dans ces différents cas, le succès de nos Eaux est d'autant plus certain, que le sujet malade a un tempérament bilieux plus prononcé ; on voit alors s'opérer des évacuations bilieuses épaisses qui sont comme une espèce de mouvement critique qui emporte la maladie.

Il en est de même de la *surdité ;* lorsque celle-ci est le résultat d'une congestion cérébrale, d'un état catarrhal local, ou d'une altération des fonctions digestives, on se trouvera très bien de l'emploi des Eaux ; tandis que, si la *surdité* est purement nerveuse, le même moyen sans être contre-indiqué, ne sera que d'une médiocre utilité.

Les maladies nerveuses sont souvent sous la dépendance

d'un appauvrissement de sang, de l'anémie, comme on le remarque fréquemment dans les affections chlorotiques, dans les troubles fonctionnels de la menstruation chez les femmes, et chez les personnes qui ont éprouvé de graves hémorrhagies.

Les Eaux de Brides prises à dose *tonique*, agissent alors par leur principe ferrugineux qui rendant au sang sa plasticité, donne du ton et de la vigueur à toute l'économie. *Sanguis moderator nervorum.*

D'un autre côté, les influences atmosphériques, et surtout l'action du froid humide produisent aussi des névralgies qu'on appelle *rhumatismales*, telles que le *lumbago*, la *sciatique*.

Les Eaux réunissent également ici ; on emploie alors la méthode *purgative*, ainsi que les bains, les douches, le bain de vapeur, à fin d'opérer une révulsion efficace sur les intestins et sur la peau. (Observations n°s 27, 28.)

HYPOCHONDRIE.

L'hypochondrie que M. le Dr Pidoux appelle le *luxe des maladies chroniques* (1) est une affection nerveuse caractérisée par une préoccupation exagérée du malade

---

(1) Discours prononcé à la Société d'Hydrologie de Paris le 10 décembre 1862.

au sujet de sa santé. Les anciens attribuaient cette maladie à la *bile noire* et en plaçaient le siége dans les viscères abdominaux ; ce qu'il y a de certain, c'est que l'hypochondrie s'observe surtout chez les personnes d'un tempérament bilieux, et s'accompagne souvent de désordres dans les fonctions digestives, tels que la constipation, l'état bilieux, les hémorrhoïdes etc.

Cette maladie *noire* qui est si fréquente dans les grandes villes, et qui débute souvent à propos d'un phénomène d'âge : puberté, âge de retour, ou à l'occasion d'un changement notable dans les habitudes, est signalée par une tristesse insurmontable, et par un profond ennui de la vie ; c'est le *tœdium vitœ* des Latins, le *spleen* des Anglais. Rien n'est plus fréquent, dit le Dr Fauconneau-Dufresnes (1) que de voir cette maladie se développer chez les hommes qui ont eu de grandes occupations et qui tombent tout-à-coup dans l'oisiveté.

Dans ces conditions, la circulation veineuse abdominale et la sécrétion biliaire deviennent lentes et difficiles, et la digestion ne se fait plus. L'usage des Eaux de Brides est donc parfaitement indiqué ici ; en effet elles régularisent d'abord les fonctions digestives, facilitent la sécrétion de la bile et son écoulement, font cesser la stase veineuse, et par les évacuations bilieuses parfois considé-

(1) Précis des maladies du foie et du pancréas, page 68.

rables qu'elles provoquent, amènent ainsi une crise salutaire à l'organisme. Joignons à l'influence des Eaux, celle non moins bienfaisante d'un air *tonique* et *vivifiant*, et nous verrons qu'un séjour de quelques semaines à la station thermale de Brides-les-Bains, réunit les conditions les plus favorables pour la guérison de bien des névroses telles que l'*insomnie*, la *migraine*, et l'*hypochondrie*. (Observations n°s 29 30.)

MALADIES DE LA PEAU.

« Les maladies cutanées, disent MM. Pétrequin et « Socquet (1) sont en général celles qui cèdent le mieux « à l'administration de ces Eaux (Brides) : on dirait « même que cette source minérale est un spécifique « prodigieux contre ce genre d'affections.

« L'efficacité de ces eaux n'est pas moins remarquable « dans les maladies internes compliquées de répercus- « sion exanthématique ou dartreuse. »

En effet, chaque saison voit s'opérer de nombreuses guérisons de maladies de la peau. Les dartres, principalement à forme sèche, telles que le *psoriasis*, le *pityriasis*, l'*acné*, le *prurigo*, les *erythèmes chroniques*, sont

---

(1) Traité général pratique des Eaux minérales, page 367.

heureusement et promptement modifiés par l'usage de nos Eaux. Est-ce à la décomposition du *sulfate* de *chaux* en *sulfure* de *calcium,* qui s'opère au contact des surfaces organiques soit à l'extérieur (bains), soit à l'intérieur (boisson) que nous devons attribuer la vertu curative des Eaux? ce fait de transformation chimique établi par le Dr Fontan pour les Eaux de Louèsche qui ne sont point *sulfureuses* et qui cependant sont renommées contre les dermatoses, me paraît devoir être également admis pour les Eaux de Brides ; d'ailleurs personne n'ignore les bons effets de l'*arsenic* dans certaines affections cutanées, or la présence de ce métalloïde dans nos Eaux est certaine ; on ne doit donc pas oublier sa participation importante dans la guérison. D'autre part, on sait que les maladies de la peau sont très fréquement liées à une altération des fonctions digestives et hépatiques ; elles sont aussi souvent l'expression d'un état contitutionnel, d'un diathèse, le plus souvent de l'*herpétisme,* quelquefois de l'*arthritisme* selon les doctrines du Dr Bazin. A ces dermatoses qui sont sous la dépendance d'un état général de l'organisme, il faut opposer des remèdes qui s'adressent tout à la fois aux principaux appareils de l'économie ; c'est le cas des Eaux minérales et en particulier de celles de Brides qui ont l'immense avantage de pouvoir être administrées de toute manière, *intùs* et *extrà*. Nos Eaux prises en boisson sont purgatives et en même temps *dépuratives;* on comprendra aisément leur salutaire influence sur les affections de la peau, si l'on réfléchit à la corrélation intime de celle-ci avec la muqueuse digestive ; d'un autre côté les bains en débarassant l'enveloppe cutanée de ses produits pathologiques (croutes, squammes, boutons, rougeurs) lui rendent sa souplesse primitive, facilitent ses sécrétions et favorisent l'absorption des principes minéralisateurs destinés à modifier et a renouveller les humeurs.

Ces Eaux, dit le Dr Hybord (1) ne sont pas moins énergiques prises en bains et douches pour les maladies externes, telles que pour les affections du système dermoïde, pour les ulcères atoniques, invétérés, scrufuleux. Mon père, le Dr Laissus, ancien directeur des Eaux dit à son tour : « Nous les préconisons contre toutes les « phlégmasies chroniques de la peau ; contre la plupart « des exanthèmes, contre la plupart des dartres, crus- « tacée, furfuracée, pustuleuse, squammeuse, etc. (2).

Plusieurs affections internes sontcompliquées de répercussion *exanthematique* ou *dartreuse ;* en s'adressant à la cause première de la maladie, l'eau minérale aménera souvent la guérison ; c'est ainsi qu'on la conseillera avec fruit aux femmes qui au déclin de leur *vie utérine,* à l'âge de retour, éprouvent souvent des accidents du côté de la peau, tels que des feux au visage, de la couperose, de

---

(1) Registre d'Observations du Dr Hybord dans l'ouvrage de Socquet, page 250.

(2) *Manuel du Baigneur aux Eaux thermales de Brides,* par le Dr J.-A. Laissus, page 32.

l'acné. On la prescrira avec *non moins de succès* chez les personnes un peu âgées, affectées de *dyscrasie veineuse abdominale*, de plethore du système de la veine-porte, et chez lesquelles on voit survenir quelquefois des affections cutanées symptomatiques de cet état morbide, telles que des *plaies* et des *ulcères* aux extrémités inférieures, affections généralement rebelles à un traitement purement local et qui guérissent sous l'influence des Eaux de Brides qui font disparaître la cause génératrice. (Observations n°s 31, 32, 33, 34, 35.)

MALADIES DE L'APPAREIL GÉNITO-URINAIRE.

I. MALADIES DES VOIES URINAIRES.

Nous avons vu plus haut que les Eaux de Brides augmentent considérablement la sécrétion urinaire ; cette excitation de l'organe sécréteur de l'urine, qui est un effet presque constant des Eaux, est un puissant moyen de guérison dans plusieurs maladies de l'appareil uro-poïétique. En effet, on emploie les Eaux avec avantage dans les embarras muqueux des voies urinaires, dans le catarrhe vésical chronique, dans la *néphrite* chronique, dans l'engorgement de la prostate, dans la *cystite* chronique, dans l'incontinence ou rétention d'urine liée à l'atonie de la vessie, affections rebelles et fréquentes chez les vieillards. L'usage des Eaux est également très favorable pour laver l'appareil rénal, pour entraîner les sables et les graviers qui y prennent naissance et pour faciliter l'expulsion de la gravelle et des calculs.

C'est au *sulfate double de soude et de chaux,* selon le Dr Socquet, qui est due cette propriété remarquable des Eaux dans les affections de l'appareil urinaire. « Je ne « désespère pas, dit-il, dans son Essai analytique, que les « médecins physiologistes qui étudient avec tant de zèle, « l'action de tous les modificateurs de la puissance vitale, « ne ramènent, après un cercle vicieux de plusieurs « siècles, les praticiens de bonne fois et éclairés à « reconnaître que le sulfate de chaux, et surtout le « sulfate double de soude et de chaux, est un des exci- « tants les plus efficaces, un des modificateurs assurés « des organes urinaires, les plus révulsifs et les plus « prompts, dans le plus grand nombre des affections des « vicères qui sont passées sous l'influence habituelle « d'une phlegmasie chronique (1). » (Observations nos 36, 37).

(1) Ouvrage cité, page 208.

II. MALADIES DES FEMMES.

TROUBLES DE LA MENSTRUATION. — CHLOROSE. MÉNOPAUSE. — AMÉNORRHÉE. — DYSMÉNORRHÉE. LEUCORRHÉE.

Il est dans la vie de la femme, deux époques critiques quelquefois très pénibles à traverser ; celle qui précède le développement de la *puberté*, et celle qui suit la cessation des fonctions menstruelles (âge de retour).

L'établissement de la *puberté* se fait parfois difficilement, est souvent accompagné de troubles sérieux dont la principale manifestation est la *chlorose*, affection désignée vulgairement sous le nom de *pâles couleurs*. Cette affection si commune chez les jeunes filles des grandes villes a pour cause une diminution des globules rouges dans le sang ; elle est caractarisée par une grande pâleur du visage qui offre quelquefois de la bouffissure, par de l'inappétence, de la dyspepsie, des goûts bizarres, des douleurs dans le ventre, des palpitations, de l'essouflement etc. Le flux menstruel fait défaut (aménorrhée) ; ou bien il est douloureux et insuffisant (dysménorrhée) ; la maladie est triste, faible et languissante. Sans le flux menstruel, dit Roussel, la beauté ne naît point ou s'efface, l'âme tombe dans la langueur, et le corps dans le dépérissement.

Nos Eaux salines et *ferrugineuses* sont très efficaces dans ces divers accidents ; sous leur influence, on voit s'accroître la proportions des globules rouges ainsi que la densité du *sérum*, l'hématose devenir plus active, la menstruation s'établir régulièrement, et la chlorose diminuer progressivement. La *chlorose*, disent MM. Pétrequin et Socquet, peut être guérie par les Eaux de La Perrière (Brides) qui renferment une notable quantité de fer (1). C'est la méthode *tonique* qu'on emploie généralement ; on n'usera de la médication purgative que s'il y a des indications spéciales qui la réclament. La riante saison où l'on prend les Eaux, l'air vif et pur qu'on respire à Brides, les promenades dans les bois, les excursions de montagnes, le changement de vie, l'imprévu de nouvelles relations sociales, tout vient s'ajouter aux effets salutaires d'un remède déjà excellent par lui-même, et rendre la cure plus agréable et plus durable.

L'*âge de retour* appelé aussi *méno-pause* qui est le partage des femmes à la période moyenne de la vie, de 40 à 50 ans environ, est souvent signalé par une foule de malaises tels que maux de reins, bouffées de chaleur et feux au visage, sueurs copieuses, éruptions cutanées,

---

(1) Traité général des Eaux minérales, page 365.

insomnie, engourdissement et fourmillement dans les membres, oppression, lassitudes spontanées, gonflement du ventre, tristesse, impulsions maladives, etc ; tout autant de symptômes dus à la plethore qui existe en général chez la femme qui perd, par la cessation des fonctions menstuelles, ses droits à la fécondité ; car le sang n'ayant plus d'émoncoire naturel se porte alternativement sur les autres organes et provoque les phénomènes pathologiques que nous avons énumérés.

Les Eaux de Brides s'administrent ici avec un plein succès ; en effet par leur action *purgative* et en même temps dépurative, elles débarrassent l'organisme des humeurs superflues qui se jetant sur d'autres viscères en enrayent les fonctions ; de plus leurs propriétés *toniques* fortifient la muqueuse digestive, favorisent les sécrétions des glandes qui y aboutissent et augmentent l'assimilation ; l'équilibre organique se rétablit, et bientôt un calme parfait succède à l'orage qui menaçait l'existence.

Cette action favorable des Eaux de Brides contre les troubles de l'*âge critique* n'a pas échappé aux médecins praticiens qui ont écrit sur nos Eaux ; ainsi, mon père, dans son Manuel du Baigneur, insiste beaucoup, dans un chapitre spécial, sur leur importance thérapeutique dans ces affections (1).

L'*aménorrhée* et la *dysménorrhée* qui tiennent à une

---

(1) Manuel cité, pages 25, 26, 27.

faiblesse générale, à l'appauvrissement du sang, à l'atonie et à l'inertie de l'appareil utérin, réclament également l'usage des Eaux qui amènent la guérison en stimulant les organes générateurs et en fortifiant toute l'économie. Les mêmes considérations doivent guider le praticien, quand il s'agit d'appliquer les Eaux de Brides au traitement de la *leucorrhée* ou *flueurs blanches ;* on s'en trouvera bien dans la *leucorrhée passive* qui afflige tant de femmes lymphatiques dans les grandes villes. On emploira la méthode *tonique* en boisson, des douches *ascendantes*, des bains courts et plutôt frais que chauds, et des *injections* faites avec l'eau minérale.

Dans son Parallèle des Eaux minérales de France et d'Allemagne M. Barrault dit à propos des Eaux de Brides qu'il connaît d'ailleurs fort peu, « que leurs « principales applications sont : l'anémie, la chlorose, la « dysménorrhée, la leucorrhée, les scrofulides des mu- « queuses, les dermatoses à forme nerveuse et certaines « affections utérines (1). »

Nos Eaux sont efficaces en effet contre ces affections, mais il est inexact d'insinuer que ces affections forment le fond de la clientèle de Brides, car, nous l'avons vu plus haut, nos Eaux *purgatives* et *toniques* exercent leur

---

(1) Parallèle des Eaux minérales de France et d'Allemagne, Paris 1872, pages 240 et 288.

action favorable dans une sphère beaucoup plus vaste et plus variée. (Observations n°s 38, 39.)

ENGORGEMENT CHRONIQUE DE L'UTÉRUS.

MÉTRITE CHRONIQUE. — STÉRILITÉ.

Il n'existe point selon M. Durand-Fardel (1) d'Eaux minérales spéciales pour le traitement des maladies de l'utérus, car la plupart de ces maladies sont entretenues par un état constitutionnel ou diathésique quelconque, soit primitif soit consécutif, néanmoins l'honorable inspecteur d'Hauterive déclare que c'est surtout parmi les Eaux faiblement minéralisées et les *sulfatées calciques* que l'on rencontrera des médications appropriées aux conditions si particulières que présentent les femmes affectées de métrite chronique. Nos Eaux de Brides sont dans ce cas. Elles sont indiquées dans toutes les affections utérines *chroniques* qui sont dominées par le lymphatisme, la scrofule, l'anémie et même l'herpétisme, car il ne faut pas oublier qu'elles sont toniques et purgatives tout à la fois. Une condition essentielle de leur réussite, c'est que tout

---

(1) Rapport à la Société d'Hydrologie médicale de Paris. tome 17, 5me livraison, pages 194 et 195.

symptôme inflammatoire ait disparu complètement, car autrement on s'exposerait à irriter un organe qui jouit déjà par lui-même d'une grande susceptibilité fluxionnaire. Nos Eaux s'emploiront donc avec une grande efficacité dans les *engorgements chroniques* et *passifs* du *col utérin*, de l'*utérus*, et de ses annexes, lorsque surtout il y a relâchement, atonie, vénosité dans ces organes, lorsqu'il y a un état général anémique, toutes les fois en un mot qu'une médication révulsive et en même temps reconstituante sera nécessaire. Il en est de même pour la *métrite chronique* qu'on ne traitera par nos Eaux qu'après la cession complète des phénomènes inflammatoires. On prendra les Eaux à dose purgative ou tonique selon les indications ; les bains et demi-bains sont très utiles ; on n'usera des douches ascendantes qu'avec une extrême prudence. Il faut se rappeler avec le Dr Courty que le seul moyen de hâter la disparition et d'empêcher le retour de ces affections si longues, c'est d'équilibrer toutes les fonctions, tous les organes, et de donner au sujet une force qui le mette en état de maintenir cet équilibre (1).

La *stérilité* tient à une multitude de causes dont la plupart sont généralement peu accessibles aux secours de l'art, telles que les déviations utérines et les vices organiques. Cependant il y a des causes de *stérilité* que l'on peu com-

---

(1) *Traité pratique des maladies de l'Utérus*, par le Dr Courty, page 506.

battre avantageusement au moyen de nos Eaux thermales : ce sont : 1° la faiblesse générale, l'inertie et l'atonie de l'appareil utérin ; 2° certaines maladies de l'utérus, telles que le catarrhe de l'utérus, la leucorrhée, la métrite chronique ; 3° des dispositions précoces à l'embonpoint. Lorsque la stérilité dépendra d'une de ces causes, on pourra espérer un heureux résultat de l'usage des Eaux de Brides que l'on administrera à dose *tonique* ou *purgative* selon les indications particulières. « Les bains de Brides, dit « le Père Bernard dans son opuscule, sont fort recom- « mandez pour les maladies de la matrice, ils la fortifient « et la disposent à concevoir (1). » En effet nos Eaux sont ferrugineuses et salines ; elles ont une action *reconstituante* sur l'organisme ; on comprendra donc facilement leur efficacité contre la stérilité qui tient à l'anémie, à la faiblesse générale, ou à certaines affections utérines qui sont elles-mêmes guéries par nos Eaux. Ainsi nous avons vu plusieurs fois, la stérilité liée à un dérangement des fonctions digestives, à la dyspepsie par exemple, cesser après l'usage des Eaux de Brides. (Observations nos 40, 41, 42, 43, 44).

---

(1) Les Eaux des Bains de Tarentaise, page 7.

MALADIES DE L'APPAREIL LOCOMOTEUR,

RHUMATISMES. — GOUTTE.

Presque toutes les Eaux thermales réussissent, dit-on, dans les affections rhumatismales, ce qui prouve que l'élément calorifique contribue beaucoup à la guérison. Cependant le rhumatisme est loin d'être toujours une simple affection locale ; c'est le plus souvent l'expression d'une maladie générale, d'un état constitutionnel qu'il ne suffit plus alors de combattre par des moyens externes comme à Aix-les-Bains, mais qu'il faut attaquer par des remèdes pris à l'intérieur, c'est-à-dire par la *boisson* de l'eau minérale qui en pénétrant ainsi dans les profondeurs de l'organisme, va s'adresser à la cause première du mal, à la viciation des humeurs. La cause prochaine du rhumatisme, selon Hufeland, est une irritation provoquée par la suppression de la perspiration cutanée, et par la retention de l'âcreté séreuse qui résulte de l'inertie de l'appareil cutané; d'où il résulte deux indications thérapeutiques à remplir : D'abord rétablir la fonction de la peau, les *crises cutanées,* et ensuite à leur défaut, les remplacer par une évacuation séreuse artificielle (1). Or les Eaux thermales

(1) *Manuel de Médecine pratique*, par Hufeland, page 174.

de Brides qui s'administrent aussi bien à l'*extérieur* qu'à l'*intérieur* répondent parfaitement à cette double indication. Par la boisson à dose *purgative,* elles opèrent une spoliation séreuse d'autant plus efficace qu'elle peut être continuée longtemps ; et par les bains et les douches, elles agissent favorablement sur la peau en rétablissant ses fonctions sécrétoires, et en exerçant à sa surface une révulsion salutaire. Le Dr Hybord considérait les Eaux de Brides comme *spécifique* dans ce genre d'affections ; on en trouve plusieurs observations dans les ouvrages des Drs Socquet et Laissus père.

Nos Eaux sont également conseillées avec avantage comme *préventives* de la *goutte,* surtout quand celle-ci est sous la dépendance de la *pléthore abdominale,* de la diathèse *hémorrhoïdaire.* En dissipant les stases sanguines de la veine-porte, elles régularisent la circulation veineuse abdominale, activent l'assimilation, facilitent l'oxydation des matériaux destinés à la nutrition, augmentent la sécrétion urinaire et l'élimination de l'acide urique, et peuvent ainsi, jusqu'à un certain point, empêcher, retarder ou au moins atténuer les accès de la maladie.

Il n'est pas besoin de dire que les Eaux de Brides sont contre-indiquées dans la *goutte aiguë ;* au contraire, elles rendent de grands services dans la *goutte chronique* chez les individus anémiques, à prédominance dyspeptique ; nos Eaux n'ont pas ici une action spéciale, mais elles combattent efficacement les différents états pathologiques amenés par cette affection, c'est-à-dire, les altérations de la digestion, de la perspiration cutanée, de la sécrétion urinaire ; elles agissent, en un mot, en améliorant les grandes fonctions de la nutrition. (Observations n°s 45, 46, 47).

MALADIES DES ORGANES RESPIRATOIRES ET DU CŒUR.

D'après MM. Pétrequin et Socquet, les Eaux *sulfatées calciques* exercent une notable influence sur la muqueuse gastro-pulmonaire, elles est des plus remarquables sur l'appareil respiratoire ; c'est ici que se dévoile surtout leur spécialité (1). Sans admettre cette *spécialité* qui au moins n'existe pas pour les Eaux de Brides, je dirai volontiers que cette opinion émise par les Hydrologistes de Lyon à propos de l'eau minérale de Veissembourg est également applicable à nos Eaux qui contiennent deux fois plus de sulfate de chaux que l'eau minérale sus-nommée.

Ce sont surtout les *catarrhes chroniques* des voies pulmonaires, datant de longtemps, et compliqués de *catarrhe gastrique,* qui sont améliorés et souvent guéris par les Eaux de Brides. Au bout de quelque temps, l'expectoration se modifie heureusement, elle diminue ensuite pour dispa-

(1) Traité pratique des Eaux minérales, pages 354 et 355.

raître avec l'oppression et les autres symptômes. On remarque quelquefois un léger mouvement de recrudescence qui d'ailleurs dure peu, et est suivi d'une amélioration d'autant plus prompte que l'action des Eaux sur les intestins et sur les reins est plus sensible.

Les Eaux n'ont pas une action marquée dans l'*asthme nerveux essentiel ;* au contraire, on se trouvera bien de leur emploi dans l'*oppression* symptômatique d'un catarrhe pulmonaire, surtout s'il y a complication de plethore abdominale, dans l'asthme dépendant d'une maladie générale telle que : *dartre, rhumatisme, goutte, gravelle, hémorrhoïdes,* affections diverses qui peuvent se remplacer mutuellement, et qui selon Trousseau ne sont que des expressions différentes d'une même diathèse (1). On emploie généralement dans ces cas la méthode purgative.

Relativement aux *affections* du *cœur,* nous dirons que les Eaux sont contre-indiquées, quand il y a maladie organique très avancée, lorsque, par exemple, la disposition à l'hydropisie est prononcée. Elles pourront être utiles, à titre de moyen palliatif, dans les congestions viscérales dépendant d'une maladie du cœur ; on voit souvent alors diminuer et même disparaître pour quelque temps, les

---

(1) Clinique médicale de l'Hôtel-Dieu de Paris, tome 1er, page 535.

accidents tels que la rougeur de la face, la dyspnée, les vertiges etc., qui sont le cortége obligé de cette affection.

Dans les *palpitations* de *cœur* qui tiennent à un état nerveux ou anémique, sans lésions organiques, on pourra prendre les Eaux avec avantage, en usant de la méthode tonique. Quoiqu'il en soit, il est bon d'agir avec prudence dans ces affections, et on fera bien de prendre l'avis du médecin des Eaux, avant de commencer le traitement thermal. (Observations n°s 48, 49, 50, 51, 52).

MALADIES CHIRURGICALES.

On entend sous cette dénomination, les suites de fractures, de luxations, de plaies, de caries, d'ulcères qui sont plus spécialement du ressort de la chirurgie. On emploira avec succès les bains, les douches à friction, l'application de boues minérales, toutes les fois qu'il reste de la raideur, de la douleur, de l'engorgement chronique dans les membres et les articulations. Il sera souvent indiqué, dans ces conditions, de faire un traitement mixte avec les Eaux de Brides et avec celles de Salins qui sont voisines.

Les Eaux de Salins qui sont des Eaux *thermales* fortement chlorurées et qui remplacent avantageusement les bains de mer, sont des Eaux *toniques* et *reconstituantes* au plus haut degré (1) ; on en combinera donc l'usage avec

(1) Voir ma Notice historique, physico-chimique et médicale sur les Eaux thermales chlorurées de Salins (Savoie). Paris 1869.

les Eaux de Brides, quand il y aura la double indication de faire un traitement *tonique* et en même temps *dépuratif* comme dans les lésions qui sont l'expression d'une diathèse, l'*herpétisme* par exemple, et surtout la *scrofule*.

MALADIES GÉNÉRALES DIVERSES.

FIÈVRES INTERMITTENTES. — HYPERTROPHIE DE LA RATE.

Les Eaux sulfatées, sodiques, calciques de Brides jouissent de la remarquable propriété de guérir les fièvres intermittentes, ainsi que les engorgements et les hypertrophies de la rate qui accompagnent souvent ou suivent la *cachexie paludéenne*. Chaque saison, on observe plusieurs cas de fièvres intermittentes rebelles à la quinine et aux autres anti-périodiques, guérir par l'usage de nos Eaux ; elles sont très efficaces contre l'*anémie* qui résulte des attaques répétées d'*hépatites* et de *splénites* qui se manifestent si souvent dans les pays chauds, en Afrique, en Cochinchine par exemple, d'où nos soldats reviennent souvent avec un teint plombé, des engorgements considérables, des vicères abdominaux (foie et rate), une hydropisie commençante, et une profonde détérioration de l'organisme.

Cette vertu anti-périodique de nos Eaux tient-elle à la

présence du *sulfate* de *chaux* comme le prétend le Dr Clark (1) et comme inclinent à le croire MM. Pétrequin et Socquet (2), ou bien dépend-elle de leur action *purgative*, ou de certains pricipes qu'elles contiennent comme l'arsenic, le fer, le chlorure de sodium dont l'efficacité anti-fiévreuse est reconnue ; quoiqu'il en soit, il est un fait certain et acquis à la science, que les Eaux de Brides, à l'égal de celles d'Encausse, guérissent les fièvres périodiques anciennes qui ont résisté aux traitements ordinaires, ainsi que les hypertrophies de la rate et l'état profondément *anémique* qui accompagnent ces affections. (Observations nos 53, 54).

ANÉMIE. — LYMPHATISME.

On sait que l'*anémie* qui est si commune aujourd'hui, est une altération du sang, caractérisée par son appauvrissement et son inaptitude à en tretenir la nutrition et à réagir convenablement sur le système nerveux ; cette affection qui accompagne presque toutes les maladies chroniques consiste tantôt dans la diminution de la masse du sang (oligaimie) tantôt dans la perte des globules

(1) Times and Gazette, 11 juin 1869.

(2) Traité cité, page 369.

rouges (anémie globulaire), quelquefois dans un excès d'eau (hydrémie), ou dans l'appauvrissement du sérum en principes albumineux (anémie albumineuse) (1).

Les Eaux *salines* et *ferrugineuses* de Brides sont ici bien indiquées, surtout à *dose tonique;* en effet, nous avons vu plus haut que les sels contenus dans nos eaux tels que le chlorure de sodium, et les sels neutres, administrés en très petite quantité, aident les globules rouges à devenir rutilants, augmentent la densité du sérum, et servent à reconstituer la partie acqueuse du fluide sanguin; d'un notre côté, on connaît l'influence des principes ferrugineux qui augmentent la plasticité et la richesse du sang, en concourant à la production du *globule sanguin*, l'élément organique par excellence; nos eaux prises à *dose tonique* sont donc admirablement appropriées à combattre efficacement les affections *anémiques*.

Il en est de même des maladies nombreuses qui portent le cachet du *lymphatisme* et de la *diathèse scrofuleuse.*

Ainsi nos Eaux conviennent dans ces affections accompagnées d'un état d'inertie des voies digestives, d'un embarras muqueux ou vermineux, de complication *dartreuse,* dans tous les cas enfin où il y a indication formelle de dériver sur le tube intestinal; elles réussis-

(1) *Leçons de pathologie expérimentale*, par le Dr Sée, Paris 1867, page 37.

sent dans les *ophtalmies* catarrhales et photophobiques si fréquentes chez les enfants, dans les écoulements chroniques des muqueuses du nez, des oreilles, de la vulve qu'on rencontre souvent chez les petites filles, dans les affections scrufuleuses de la peau, des ganglions lymphatiques et des os. Dans ces derniers cas, l'usage *simultané* des Eaux de *Brides* et de celles de *Salins* est d'une efficacité remarquable ; les premières exerçant, par la purgation, une action révulsive précieuse, et les secondes, *chlorurées sodiques fortes,* reconstituant et remontant l'organisme. Joignons à l'action puissante de nos Eaux l'influence bienfaisante de l'air *pur* et *tonique* de Brides, et nous dirons avec le savant inspecteur d'Uriage le Dr Doyon : « Heureux les malades qui trouvent à la fois « dans une station thermale et le principe minéralisateur « qui neutralise, selon les lois de la chimie vivante, le « germe morbide déposé dans leurs tissus, et le paysage « alpestre ou pyrenéen qui sollicite, à l'air vivifiant des « montagnes, les libres ébats de l'enfance, les jeux « animés de l'adolescence et les excursions sans fin des « adultes (1) ! » (Observations nos 55, 56, 57.)

---

(1) Annales de la Société d'Hydrologie médicale de Paris, tome 18e, pages 97 et 98.

DES EAUX DE BRIDES EMPLOYÉES COMME MOYEN DIAGNOSTIQUE, ET COMME CURE PRÉPARATOIRE OU COMPLÉMENTAIRE, RELATIVEMENT A D'AUTRES EAUX MINÉRALES. CONTRE-INDICATIONS GÉNÉRALES.

Le Dr Pidoux a dit avec raison qu'une eau minérale pouvait être une pierre de touche très fidèle pour décéler les dispositions morbides plus ou moins latentes jusque là chez certains individus (1). L'eau thermale de Brides peut aider beaucoup au diagnostic des maladies vénériennes anciennes et difficiles à reconnaître à cause de complications co-existantes ; sous son influence, les signes morbides spécifiques, s'accusent avec plus de netteté, et le mauvais génie pathologique est souvent démasqué. Ce n'est pas que nos Eaux, pas plus que celles qui jouissent de la même propriété, constituent une médication *anti-syphilitique;* mais l'excitation qu'elles développent dans l'organisme, réveille quelquefois la syphilis qui y était

(1) De l'expérimentation des Eaux minérales, mémoire lu à la Société d'Hydrologie, par M. Pidoux (Union médicale, février et mars 1861.)

latente, et permet au médecin de combattre avantageusement la maladie ainsi dévoilée. D'ailleurs les Eaux de Brides sont *dépuratives* et *toniques* et à ce titre, elles pourront contribuer à la guérison.

Dans certaines affections, celles des voies digestives, par exemple, l'eau minérale de Brides, selon qu'elle sera tolérée ou non, pourra en quelque sorte servir de *réactif* de la maladie, et fournir ainsi des indications pour le traitement à suivre ; c'est ainsi que les Eaux ont très souvent décelé la présence de vers intestinaux, et entre autre du *tœnia,* alors qu'on n'en avait pas le moindre soupçon.

Nous avons vu que les Eaux de Brides s'administrent en *boisson, bains, douches* etc., c'est-à-dire qu'elles réunissent des moyens puissants et variés qui s'adressent aux organes les plus importants de l'économie, avantage immense qu'elles ont sur les Eaux minérales qui ne s'emploient qu'à l'*extérieur.*

De plus, nos Eaux sont *purgatives*. Or, on connaît l'importance thérapeutique de la médication purgative ; les anciens l'avaient bien compris, car au commencement de toutes les maladies, ils donnaient le précepte de tenir le *ventre-libre,* avant de tenter aucun autre médicament ; on se débarassait ainsi, de prime abord, de toute complication du côté des voies digestives. On oublie trop, de nos jours, les saines traditions du passé. D'un autre côté, il y a beaucoup d'Eaux minérales qui ne s'emploient principalement qu'en bains, douches, c'est-à-dire qu'en usage *externe;* telles sont, par exemple en Savoie, les Eaux thermales sulfureuses d'Aix, et les Eaux chlorurées sodiques fortes de Salins. Après un traitement de quelques jours à ces Eaux d'ailleurs fort remarquables, il se produit souvent de l'excitation, de l'échauffement, et une constipation opiniâtre ; c'est dans ces conditions que nous recommandons de faire un traitement préparatoire ou *complémentaire* par les Eaux laxativés de Brides. Nous avons remarqué souvent, mon père et moi, que plusieurs maladies qui avaient résisté à l'emploi d'ailleurs indiqué des Eaux d'Aix et de celles de Salins, n'ont pu être guéries ou améliorées qu'après une cure préparatoire ou complémentaire à nos Eaux purgatives; à cette occasion, le baron Despine médecin à Aix-les-Bains, disait souvent à mon père : Nous serions bien heureux à Aix, si nous « pouvions avoir un filet de votre Eau de Brides. » Les Eaux de Brides, disait d'autre part le Dr Savoyen, « seront surtout d'une ressource précieuse, quand il « s'agira d'établir une révulsion sur les organes inté- « rieurs, circonstance qui se présentera assez fréquem- « ment, même dans le traitement des maladies entrepris « à l'Etablissement de Salins. »

Les Eaux de Brides agissent donc, non-seulement, pour leur propre compte, mais encore elles préparent admirablement l'organisme à tout autre traitement thermal qu'elles complètent d'ailleurs fréquemment par leur action tout à la fois *tonique* et *purgative*.

Outre les contre-indications particulières dont nous avons parlé plus haut :

Les Eaux de Brides sont *contre-indiquées* généralement dans toutes les maladies accompagnées d'un état fébrile, dans les affections aiguës des voies digestives, respiratoires, utérines, dans l'épilepsie essentielle, dans la phtisie pulmonaire, dans les hydropisies actives, dans les altérations organiques profondes du cœur et des gros vaisseaux, dans les cachexies et les dégénérescences très avancées.

VII.

RÈGLES HYGIÉNIQUES A SUIVRE

PENDANT LA CURE.

1° Commençons par l'hygiène *alimentaire* qui est la plus importante aux Eaux minérales, et surtout aux Eaux de Brides.

Il ne faut pas oublier d'abord que les Eaux minérales agissent comme de véritables médicaments ; elles impressionnent l'organisme d'une manière spéciale et le mettent dans des conditions nouvelles de susceptibilité et de réaction vis-à-vis des agents extérieurs. Il est donc nécessaire lorsqu'on prend les Eaux et que l'on veut en retirer tout le bénéfice possible, de s'astreindre à un régime alimentaire *sérieux;* c'est la pratique que l'on suit rigoureusement en Allemagne depuis longtemps et qui a fait en grande partie la renommée et la fortune de ses Eaux minérales.

« Là, dit le Dr Caulet, tout est sacrifié au traitement; « la digestion et l'assimilation de l'eau minérale imposant « aux organes digestifs un travail, une fatigue considé- « rables, il est indiqué de réduire l'alimentation au mini- « mum. Ne pas gêner la cure, et ne manger que ce qu'il « faut pour vivre : telle est la devise Voici d'ailleurs « comment ce régime est formulé à Carlsbad : un repas « de viande au milieu du jour, et deux collations à huit « heures du matin et à huit heures du soir (1). » Sans vouloir imposer ce régime dans toute sa sévérité, il est cependant certain qu'en le suivant, on obtiendrait, à Brides comme à Carlsbad, des résultats remarquables. On sait en effet que les Eaux de Brides développent dès les premiers jours de leur usage, un appetit extraordinaire

---

(1) Etude médicale sur la cure de Carlsbad, dans les Annales de la Société d'Hydrologie de Paris, tome 16e 2e livraison, page 68.

auquel il est très imprudent de s'abandonner complètement ; car alors on surcharge inutilement les organes digestifs, et il peut en résulter des malaises capables de compromettre le succès du traitement. En général, on mange beaucoup trop aux Eaux, et si, à Brides, les indigestions ne sont pas plus fréquentes, c'est que nos Eaux purgatives réparent chaque jour les imprudences de la veille. Combien de maux de tête, de vertiges, dit avec raison mon père dans son Manuel du Baigneur (1), combien de maux d'estomac, de coliques, de malaises attribués à nos Eaux, et qui ne sont en réalité que le résultat d'une digestion trop laborieuse ! Les baigneurs qui veulent faire une cure sérieuse, se mettront donc sur leurs gardes relativement à l'alimentation, et ils suivront un régime *convenable suffisant, régulier,* sans que pour cela il soit trop *sévère,* car les déperditions journalières produites par les Eaux ont besoin d'être réparées ; mais il ne faut pas dépasser le but : enconséquence, pas d'excès *en plus* ou *en moins*, mais surtout *en plus,* ce qui malheureusement arrive le plus souvent.

Nous conseillons de régler ainsi qu'il suit l'ordonnance des repas, quand on boit les Eaux de Brides : un *petit déjeuner* le matin, après la boisson des Eaux, composé d'un bouillon ou potage, d'une tasse de thé au lait ou de

(1) Manuel du Baigneur, page 56.

café au lait à *dose modérée* avec la moins grande quantité possible de tartines de beurre (1) ; un *dîner* plus subtantiel et plus confortable avec des viandes rôties, des légumes frais et pas lourds, des vins légers et toniques sans être capiteux ; on évitera les mets trop gras, les fritures, les pâtisseries, les glaces, les crudités, en un mot toutes les substances froides et indigestes.

Le repas du soir ou *souper* doit toujours être léger ; il peut consister en potage, quelques légumes, des fruits cuits, etc.

L'expérience de bien des années a prouvé que cette distribution des repas est la plus favorable pendant la cure thermale ; car s'il est important de ne pas faire le matin, un repas trop substantiel après la boisson des Eaux, il est non moins nécessaire de peu manger le soir à fin de préparer le corps à la purgation du lendemain. D'ailleurs le régime qui consiste à faire deux repas substantiels, l'un à dix heures du matin, et l'autre à 5 ou 6 heures du soir est un produit factice de la vie active et entraînée des grandes villes, et, selon le Dr Fonssagrives il offre le grave inconvénient de confier à l'estomac les aliments du dîner, lorsque ceux du repas précédent sont à peine digérés, et de laisser ensuite cet

(1) A Carlsbad, on a le soin de doser la quantité de pain et les proportions relatives de lait et de café. (Dr Caulet).

organe dans une inactivité fonctionnelle de quinze à seize heures (1).

Il est inutile d'ajouter que les personnes adonnées aux boissons alcooliques, devront renoncer à leur funeste habitude, si elles ne veulent voir échouer leur traitement.

2° L'*exercice* est un grand auxiliaire de toute cure aux eaux minérales ; il contribue d'une manière puissante à leur efficacité, et à la guérison des maladies chroniques. Déjà Hippocrate réduisait à deux règles les formules de l'entretien de la santé : *Ne pas manger trop*, et *ne pas s'exercer trop peu* (2). On fera donc des promenades modérées, à pied, à cheval, à âne, en voiture ; l'étendue des excursions sera toujours proportionnée aux forces de chacun, et l'on tâchera d'éviter une trop grande fatigue. Rien ne fortifie autant le corps, rien ne favorise plus toutes les fonctions de l'économie que les promenades, dans la montagne, au milieu d'un air vif et pur qui semble vous infuser une nouvelle vie.

3° On sait que l'usage des Eaux rend la peau plus délicate, plus impressionnable, et favorise la transpiration ; quoique le climat de Brides ne soit ni froid ni humide, il sera prudent, le matin et le soir, de se vêtir davantage, à fin d'éviter tout refroidissement ; on pourra

---

(1) Hygiène alimentaire, par le Dr Fonssagrives, page 307.

(2) Livre des Epidémies, tome v., page 303.

porter des vêtements plus légers dans le milieu de la journée.

4° Dès qu'on entreprend un traitement thermal, il faut oublier ses peines, ses préoccupations habituelles, s'abstenir de tout travail intellectuel fatigant, se laisser aller à une douce oisiveté, au plaisir de nouvelles relations sociales et à l'espoir d'un soulagement ou d'une guérison prochaine. Nous dirons enfin aux baigneurs avec Alibert : « Quand vous arrivez aux Eaux minérales, faites comme « si vous entriez dans le temple d'Esculape ; laissez à la « porte toutes les passions qui ont si souvent tourmenté « votre esprit (1). »

(1) Précis historique sur les Eaux minérales les plus usitées en médecine. Paris 1826.

VIII.

OBSERVATIONS CLINIQUES.

MALADIES ABDOMINALES.

1. ÉTAT SABURRAL GASTRIQUE.

M. D** de Genève, âgé de 49 ans, tempérament sanguin, arrive à Brides les premiers jours de juillet 1861. Il se plaint de n'avoir point d'appétit, et de digérer péniblement le peu qu'il mange ; il éprouve des vomissements *pituitaires* tous les matins et une faiblesse générale ; la constipation est habituelle ; le moral est affecté. M. D** prend les Eaux à dose purgative ainsi que quelques bains ; le traitement lui réussit bien ; l'appétit et les forces lui reviennent graduellement, les vomissements ont disparu au bout de quelques jours de purgation, et à la fin du mois M. D** quitte nos Eaux complétement rétabli. Nous savons que la guérison s'est maintenue.

2. DYSPEPSIE ATONIQUE.

Mme D** institutrice de C... en Savoie, âgée de 36 ans,

tempérament lymphatico-nerveux, est affectée depuis deux ans d'une atonie considérable de l'estomac et des intestins ; elle ne peut digérer que des bouillons et encore avec beaucoup de peine ; la constipation est opiniâtre ; la malade est très amaigrie ; elle est profondément anémique et ne peut se livrer au moindre exercice sans éprouver beaucoup d'essoufflement et une grande fatigue. La menstruation est irrégulière et insuffisante. Profondément découragée, elle songe à quitter la carrière de l'enseignement. Elle commence les Eaux de Brides par la boisson à dose *tonique ;* au bout de quelque temps, voyant qu'elle les supporte bien, nous les lui conseillons à dose, *purgative*, avec l'adjonction de quelques bains et de douches ascendantes. Après 25 jours de traitement, Mme D** part guérie, digérant parfaitement bien et ayant récupéré son teint et ses forces. (juin 1871).

3. DYSPEPSIE BILIEUSE.

Mme P** de Carouge, 46 ans, tempérament bilioso-sanguin, teint jaunâtre, éprouve, à la suite de grands chagrins et de fatigues continuelles, une grande difficulté de digérer ; les digestions sont très longues, quelquefois douloureuses ; la bouche est amère ; le ventre est ballonné après chaque repas ; il y a parfois des vomissements de matières bilieuses ; Mme P** n'est plus réglée depuis un an. Nous lui faisons prendre les Eaux à dose *purgative ;* 4 à 5 verres suffisent pour amener d'abondantes évacuations *séro-bilieuses ;* dès les premiers jours, il y a une amélioration notable ; Mme digère mieux et reprend ses couleurs. Malheureusement, elle est obligé de partir de Brides au bout de 12 jours; néanmoins, malgré ce traitement incomplet, ses digestions sont devenues meilleures et plus faciles. Elle part (juin 1863) en nous promettant de revenir en automne. En effet, elle revient à Brides au commencement de septembre pour terminer sa cure : l'amélioration obtenue en juin s'était maintenue ; elle prend les Eaux pendant 15 jours, et elle quitte alors l'Établissement en parfait état de santé.

4. GASTRALGIE.

Le Dr Rilliet, de regrettable mémoire, nous envoie à la fin de juillet 1860 M. B** de Genève. C'est un homme de 35 ans, à tempérament bilieux très prononcé. Il ressent depuis quelque temps une douleur pongitive à la région de l'estomac, surtout après les repas ; il digère d'ailleurs difficilement, malgré plusieurs cures à des Eaux minérales d'Allemagne. L'effet purgatif des Eaux de Brides soulage d'abord notre malade ; il n'éprouve plus aussi souvent ses crampes d'estomac, et son teint devient meilleur. Outre la boisson, M. B** prend trois bains par semaine et quelques douches ascendantes. Après 25 jours de traitement, M. B** se trouvant beaucoup mieux, rentre à Genève où il passe un très-bon hiver. Nous avons eu le plaisir de le voir arriver une deuxième fois à Brides en 1861, où il a fait une deuxième cure pour consolider la première qui d'ailleurs ne s'était pas démentie.

5. GASTRO-ENTÉRITE CHRONIQUE.

M. V** de Turin, 50 ans, tempérament sanguin, souffre depuis longtemps d'une gastro-entérite chronique ; ses digestions sont lentes et pénibles ; il se plaint d'aigreurs sur l'estomac ; il est habituellemrnt constipé ; parfois ses selles sont diarrhéiques. M. V** prend les Eaux en boisson à dose purgative et en bains ; au bout de quelques jours de traitement, il se déclare chez lui une *poussée echtymateuse* par tout le corps ; à la suite de cette éruption. M. V** se sent beaucoup mieux, il digère avec plus de facilité, il fait de longues promenades sans fatigue, ce qu'il n'aurait pu faire au commencement de la cure ; et, après un mois de séjour à Brides, il part très satisfait de son traitement.

6. VERTIGE STOMACAL.

M. Br. de Genève, 60 ans, éprouve continuellement des vertiges, et un tremblement des extrémités, surtout dans les ténèbres ; il digère mal, a souvent des nausées ; l'appétit est nul ; il y a un grand affaiblissement dans les jambes. Nous soumettons de suite M. Br. à la médication purgative de nos Eaux et à l'usage de nos douches ascendantes. Une semaine de traitement n'est pas écoulée que déjà les vertiges ont beaucoup diminué, l'appétit renaît, les forces reviennent et M. Br. peut se servir de ses jambes sans tremblement. Il continue sa cure pendant 30 jours, et rentre chez lui complétement rétabli (juillet 1864).—Cette guérison est une des plus remarquables.

7. DIARRHÉE CHRONIQUE.

M. C. M** de l'Ardèche, 40 ans, tempérament lymphatique, est affecté depuis 3 à 4 ans d'une *diarrhée* incoercible. Anorexie complète, anémie générale, dyspepsie grave, amaigrissement considérable, tels sont les symptômes d'accompagnement de cette diarrhée ; les organes de la poitrine ne sont pas malades. Nous faisons commencer les Eaux à dose *tonique*, puis plus tard à dose *purgative*. Les bains lui sont également ordonnés. M. C. M** éprouve de l'amélioration dès les premiers jours; les selles acqueuses deviennent plus rares et finissent par disparaître. Les forces semblent renaître, l'appétit se déclare ; les digestions sont bonnes, et après un mois de séjour à nos thermes, M. C. M** s'en va dans ses foyers, avec une santé complétement restaurée.

8. DIARRHÉE CHRONIQUE.

Mme D** d'Annecy, 60 ans, tempérament lymphatique mère de plusieurs enfants, est atteinte depuis longtemps de dérangement des fonctions digestives se traduisant par des alternatives de diarrhée et de constipation, mais surtout par de la diarrhée. Il y a de plus une grande faiblesse des jambes, et une fatigue générale. Depuis plus de dix ans, Madame fait chaque année, une cure aux Eaux de Brides qui font disparaître ses infirmités et lui permettent de passer un bon hiver ; ensuite, au commencement de l'été, elle revient à Brides pour consolider le traitement de l'année précédente.

Depuis qu'elle emploie les Eaux de Brides, Mme D** a vu ses fonctions digestives se régulariser et ses forces se rétablir ; aussi est-elle une fidèle habituée de nos Eaux.

9. CONSTIPATION.

M. L** exerçant une profession sédentaire, 34 ans, tempérament nerveux, est affecté depuis quelques mois d'une constipation opiniâtre dont triomphent à peine les purgatifs les plus énergiques. M. L** éprouve d'ailleurs des étourdissements, des vertiges, de la dyspepsie, et se laisse aller à l'hypochondrie. Les traitements les plus énergiques ont été employés sans succès.

Le premier jour de son séjour à Brides, 3 verres d'eau minérale amènent une abondante purgation qui étonne le malade ; l'effet purgatif des Eaux se maintient les jours suivants ; M. L** prend d'ailleurs 3 bains par semaine, et quelques douches ascendantes. Après 21 jours de traitement, M. L** retourne à ses occupations de bureau, très satisfait de son état de santé. (juillet 1870).

10. CONSTIPATION.

Mme R** de Lyon, 42 ans, tempérament bilioso-nerveux est atteint d'une constipation des plus tenaces dépendant d'un état hémorrhoïdaire et d'un engorgement utérin ; elle reste souvent 10 à 13 jours sans aller à la garde-robe.

Mme R** souffre de coliques sourdes ; elle a le teint jaune, fatigué ; elle est sans forces et ne peut faire la plus petite promenade. Mme prend dès le début les Eaux à dose *purgative ;* nous lui conseillons en outre des douches ascendantes et des bains généraux de 2 heures de durée. La purgation s'établit au bout de 3 à 4 jours, moyennant 6 à 8 verres d'eau ; les douches ascendantes amènent également des évacuations et procurent un grand soulagement, une espèce de détente abdominale. La ménstruation est dévancée de huit jours. Madame R** fait une cure thermale d'un mois (juillet 1869) et très contente des résultats obtenus, elle nous promet de revenir l'année suivante. Nous l'avons revevue en effet à Brides dans le mois d'août 1870, et cette dame nous a assuré avoir passé une bonne année depuis son séjour à nos Eaux, raison pour laquelle elle a fait une seconde cure.

II. AFFECTION VERMINEUSE. — TŒNIA.

Mme L** de Genève, 50 ans, tempérament bilieux, pléthore abdominale, se plaint depuis quelque temps d'engourdissement et de fourmillement dans les jambes ; elle digère mal, éprouve des picotements dans l'estomac et des chaleurs à la tête qu'elle attribue à l'âge critique. Dès le début, Mme L** prend les Eaux à dose purgative ; au bout de 3 à 4 jours elle s'aperçoit que ses selles contiennent des matières blanchâtres qui ne sont autre chose que des fragments de *ver solitaire ;* nous lui prescrivons de continuer la boisson afin de rendre de plus en plus malade l'hôte incommode dont personne jusques alors n'avait soupçonné l'existence, et après 20 jours de médication purgative, nous faisons prendre à Mme quelques pilules d'huile étherée fraîche de fougère mâle qui provoquent bientôt l'expulsion du toenia en *entier*. Inutile de dire que les malaises éprouvés par cette dame ont disparu avec leur cause génératrice (1).

12. MALADIES DU FOIE. — ENGORGEMENT (2).

M. B** de Genève, 50 ans, tempérament bilieux, arrive à Brides au mois de juin 1863, dans l'état suivant : teint jaunâtre, inappétence complète, digestions très pénibles, constipation, sentiment de poids et de gêne dans la région du foie qui est manifestement engorgé, car il dépasse le bord costal de 4 à 5 centimètres, respiration gênée à cause du refoulement des organes cardio-pulmonaires par l'augmentation du foie ; faiblesse générale et tristesse. Nous conseillons à M. B** la boisson des Eaux à dose purgative, des douches ascendantes tous les deux jours, et des bains de piscines. La purgation s'établit facilement dès les premiers jours ; peu à peu l'appétit revient, notre malade se sent plus léger et plus fort ; le teint ictérique disparaît pour faire place à une coloration normale ; le ballonnement

---

(1) Nous pourrions multiplier les observations de ce genre.

(2) On n'oubliera pas, comme observation remarquable de maladie du foie, celle qui a été publiée plus haut au chapitre qui traite de l'Etude comparative de nos Eaux.

abdominal diminue graduellement! Au bout de 15 jours de traitement M. B** nous dit qu'il se sent transformé ; il il peut faire, sans fatigue, de longues promenades qui lui étaient interdites depuis quelque mois ; il est revenu à sa gaîté primitive ; enfin, après une cure consciencieuse de 25 jours, M. B** quitte les Eaux, *complétement guéri.* Dès lors, M. B** est devenu un client fidèle des Eaux de Brides et pendant plusieurs années successives, il est venu, faire une petite saison à notre station thermale.

13. ÉTAT BILIEUX.

Mme Str. de Genève, 60 ans, tempérament bilieux et nerveux, est affecté depuis 5 à 6 ans d'un *état bilieux* pour ainsi dire chronique, se traduisant de temps en temps par des envies de vomir, des vomissements de bile, des vertiges, de mauvaises digestions, de la diarrhée, un malaise général. Ces symptômes disparaissent parfois pendant quelque temps, pour revenir bientôt à la moindre cause, telle qu'une émotion morale, un petit écart de régime. Mme Str. a essayé en vain de toutes les médications, voire même des Eaux de Vichy. Nous commençons le traitement par la boisson de l'eau minérale à petite dose, 2 à 3 verres, qui amènent des évacuations bilieuses nombreuses ; nous prescrivons également quelques bains ainsi que des douches ascendantes. Après 12 jours de traitement, il se déclare chez Mme Str. une *poussée urticariée* générale accompagnée de fortes démangeaisons, et de diarrhée. Nous suspendons les Eaux pendant 2 jours, après quoi Mme continue son traitement. Au bout d'un mois (août 1863), Mme Str., digérant beaucoup mieux, se sentant beaucoup plus forte quitte nos Eaux, très satisfaite de son traitement. Nous savons que la guérison s'est maintenue ; depuis lors Mme Str. est revenue à Brides 2 à 3 fois, pour prévenir de nouvelles attaques bilieuses, et les Eaux lui ont toujours bien réussi.

14° CONGESTION DU FOIE.

M. Dm., de la Russie, 60 ans, tempérament sanguin-bilieux, souffre depuis 2 ans d'une congestion hépatique ; l'appétit est nul, les digestions sont pénibles ; il y a un sentiment de pesanteur à l'hypochondre droit, accompagné d'une douleur gravative ; la palpation révèle une hypertrophie de l'organe ; il y a constipation ; les selles sont décolorées, le flux *hémorrhoïdal* auquel notre malade est sujet est arrêté depuis quelques mois. Saison à Vichy l'année précédente. M. Dm., sur notre conseil, prend dès le début, les Eaux à dose purgative, ainsi que quelques douches ascendantes, puis 3 bains par semaine. Au bout de quelques jours les fonctions gastro-hépatiques reprennent de l'activité et se régularisent ; la digestion se fait mieux ; le malade ne se sent plus ballonné après les repas ; la constipation a cessé, les selles se colorent, le malade se sent plus léger et plus dispos ; la douleur de l'hypochondre droit a disparu. Vers le quinzième jour, le flux hémorrhoïdaire qui était suspendu depuis longtemps, se déclare et amène une détente que j'appellerai *critique*. M. Dm. continue sa cure pendant 10 jours ; il part ensuite (août

1863) complètement rétabli et bénissant les Eaux de Brides qui lui avaient été conseillées par un médecin de Genève.

15. ICTÈRE *(jaunisse)* GRAVE AVEC ENGORGEMENT DU FOIE.

Mme D** de C..... (Ain), 35 ans, tempérament bilieux, arrive à Brides en juin 1867 dans l'état suivant : jaunisse générale tirant sur le noir ; sensation douloureuse et gravative à l'hypochondre droit, engorgement considérable du foie qui descend vers l'ombilic, menstruation suspendue depuis deux mois, appétit nul, insomnie complète, faiblesse extrême, digestion très-altérée, la malade ne pouvant digérer que de légers bouillons ; selles rares, blanchâtres ; urines d'un jaune-noir ; pouls fébrile. Nous commençons le traitement par une application de sangsues à la région anale, et ensuite Mme D** essaie les eaux à petite dose ; 2 à 3 verres suffisent pour amener la purgation ; on augmente graduellement la dose de façon à obtenir 5 à 6 évacuations par jour ; ces évacuations sont noirâtres, poisseuses, contenant de la bile presque pure. Nous prescrivons, en plus, une douche ascendante tous les deux jours et un bain de piscine tous les jours. Bientôt Mme D** semble renaître à la vie ; la coloration jaune disparaît graduellement, l'appétit se déclare ; la malade commence à digérer avec facilité et récupère le sommeil et les forces. Au bout de 20 jours, Mme D** est méconnaissable ; elle a repris ses couleurs rosées ; elle a un appétit tellement extraordinaire qu'elle est obligée de manger à toute heure, voire même pendant la nuit ; les digestions sont bonnes, les selles ne sont plus décolorées et elles sont régulières ; l'engorgement du foie a presque totalement disparu, Mme D** fait de longues excursions dans la montagne sans se fatiguer. Après un mois de traitement, Mme part complétement guérie. Le cas de guérison est un des plus remarquables parmi ceux qui ont eu lieu dans la saison de 1867 (1).

16. ICTÈRE GRAVE. — ENGORGEMENT DU FOIE. ENFLURE DES EXTRÉMITÉS.

Madame D** d'Argentine (Maurienne) 45 ans, temp. bilieux est affectée d'une jaunisse très prononcée ; elle a eu, il y a quelque temps, plusieurs accès de fièvre intermittente. Actuellement elle est très essoufflée, sans appétit, et avec un commencement d'enflure aux pieds ; le ventre est ballonné et présente une hypertrophie considérable du foie ; il y a constipation opiniâtre ; la malade n'est plus réglée. Nous commençons le traitement par la boisson à dose purgative et par les douches ascendantes. Elle se trouve mieux dès les premiers jours ; elle se sent plus légère ; l'appétit revient et la jaunisse diminue de jour en jour. Malheureusement cette dame est obligé de partir

---

(1) Cette observation offre beaucoup d'analogie avec celle qui est relatée au chapitre 5me, et elle prouve en même temps l'efficacité des Eaux de Brides et leur supériorité sur celles de Vichy dans les affections de foie dépendant d'obstructions biliaires.

après 12 jours de cure ; nous lui prescrivons alors de faire une saison dans 1 mois. Mme D** s'étant très bien trouvée de son premier séjour à Brides, y revient en effet le mois suivant pour y continuer la cure précédente trop brusquement interrompue ; elle poursuit son traitement avec la boisson à dose purgative, les douches ascendantes, et quelques bains que nous permettons les derniers jours, lorsqu'il n'y a plus de trace d'enflure aux extrémités. Après 15 jours passés de nouveau à Brides, Mme part les premiers jours de septembre 1869 dans un état parfait de santé. Nous savons que la guérison ne s'est pas démentie.

17. HÉPATITE CHRONIQUE GRAVE — HYDROPISIE COMMENÇANTE.

M. T** de Montmeillan (Savoie) 56 ans, temp. bilieux est atteint depuis deux ou trois ans d'une *inflammation chronique* du foie survenue à la suite de grands chagrins ; il présente actuellement les symptômes suivants : teint *jaune paille*, anorexie complète, digestions pénibles, urines rares, ballonnement après les repas, constipation rebelle, selles blanchâtres, oppression considérable au moindre mouvement, enflure des jambes et même commencement d'hydropisie dans la cavité abdominale, le foie très hypertrophié mais ne présentant pas de bosselures à sa surface, s'étend presque jusque vers l'ombilic. Il y a une douleur sourde à l'hypochondre droit et à l'épaule droite. Le malade est profondément découragé et anémié. Il commence les Eaux à petite dose ; on les lui porte le matin dans son lit ; elles agissent d'abord comme diurétiques et toniques ; elles soulagent un peu notre malade ; on augmente graduellement la dose ; l'effet purgatif se déclare et se continue régulièrement tous les jours. M. T** accuse une amélioration sensible ; il a de meilleures couleurs, il digère plus facilement, il mange avec plaisir. Nous lui conseillons l'usage des douches ascendantes ainsi que de petites promenades. M. T** va tous les jours de mieux en mieux ; il n'a presque plus d'oppression ; l'enflure des jambes a beaucoup diminué ; l'épanchement péritonéal a disparu. M. T** après avoir fait une cure de 25 jours, part à la fin de juillet de 1866, dans un état d'amélioration telle que cela peut s'appeler une guérison. Depuis cette époque, M. T** est revenu, plusieurs fois, plus par un sentiment de reconnaissance que par le besoin réel d'une cure nouvelle.

18. HÉPATITE CHRONIQUE. — ALCOOLISME. ENFLURE.

M. F** de L., 45 ans, profession sédentaire, tempérament sanguin, arrive à Brides dans le commencement de juillet 1869 dans l'état suivant : teint ictérique, face boursouflée, oppression, gonflement considérable du foie qui dépasse d'une main le rebord costal, enflure des jambes jusqu'aux genoux, faiblesse extrême, inappétence complète, constipation, inaptitude intellectuelle, le tout sous la dépendance de l'*alcoolisme*. M. F** prend dès le début les Eaux à dose purgative, et des douches ascendantes ; 4 à 5 verres amènent des évacuations bilieuses abondantes. L'appétit se déclare après une semaine de traitement; la coloration jaune diminue tous les jours; le malade se sent moins ballonné; l'enflure est moins considérable; il n'y a plus de boursouflure à la figure; l'oppression a presque disparu, et le sommeil est devenu possible. Après 25 jours de cure, M. F** part complètement transformé, et nous annonçons sa *guérison* à sa famille, à condition qu'il ne reprenne pas ses habitudes antérieures. Depuis lors, nous avons revu à Brides, les années suivantes, M. F** avec la même maladie quoique paraissant moins grave, mais qui s'est reproduite par la continuation des habitudes alcooliques dont il n'a pu se sevrer. Chaque année, nos Eaux lui ont fait le plus grand bien.

19. CALCULS BILIAIRES. — COLIQUES HÉPATIQUES.

Mme D** de Savoie, 45 ans, tempérament bilioso-nerveux est atteinte de temps en temps de *coliques hépatiques* dus à la présence de calculs biliaires. La région du foie est douloureuse; il y a constipation opiniâtre, teint jaune-paille, manque d'appétit, insomnie complète, âge critique, et par-dessus tout un état de faiblesse et de nervosisme prononcé, saison antérieure à Vichy. Mme D** prend les Eaux à dose purgative et fait usage de 3 douches ascendantes par semaine. L'effet purgatif des Eaux qui se déclare dès les premiers jours, donne de l'appétit et du calme à notre intéressante malade; elle peut dormir, ce qui ne lui est pas arrivé depuis longtemps. Madame D** prend également quelques bains de piscine.

Les forces lui reviennent peu à peu ; les digestions sont bonnes ; le système nerveux paraît se fortifier. Pendant tout le temps de son séjour à Brides, Madame n'a pas souffert de ses crises hépatiques ; elle rentre chez elle après 21 jours de cure (juillet 1871), très satisfaite du résultat obtenu. Nous savons que Mme D** a passé un très bon hiver, sans avoir de nouvelles crises ; de plus Madame nous est revenue en 1872 pour faire une seconde cure qui a également bien réussi et qui a consolidé la première.

20. PLETHORE ABDOMINALE.

M. D** de N. près de Genève, est un homme âgé de 62 ans ; il a le facies coloré, un abdomen très développé, et éprouve beaucoup de peine à faire le moindre mouvement. Il ressent des palpitations, des étouffements après les repas ; la digestion est difficile ; la constipation, habituelle, les urines chargées d'acide urique. Les maux de tête sont fréquents ; le moral est affecté. M. D** débute par la boisson à haute dose ; 6 à 8 verres sont nécessaires pour produire la purgation. Nous prescrivons, une douche ascendante, tous les soirs avant le repas. Au bout de quelques jours de traitement, une amélioration sensible se dessine ; le malade se sent moins lourd, digère facilement et commence à faire de petite promenades sans se fatiguer ; les maux de tête ont considérablement diminué. Encouragé par ce commencement de bien être, M. D** continue courageusement sa cure pendant 20 jours encore ; les forces alors sont revenues, les jambes n'éprouvent plus d'engourdissements; les fonctions digestives se font bien; les urines sont claires et le teint sans être aussi animé est devenu plus naturel M. D** part (juillet 1866) en laissant à Brides tous ses malaises.

21. ÉTAT HÉMORRHOÏDAIRE.

M. A** de Turin souffre depuis quelques années d'une affection hémorrhoïdaire; âge, 47 ans, tempérament sanguin, profession sédentaire. Depuis qu'il est malade, il éprouve des accidents du côté de la digestion, de la constipation avec ténesme, des douleurs sourdes dans le bas-ventre. Il a une céphalagie vertigineuse, presque point de sommeil; moral hypochondriaque; la congestion hémorrhoïdale le fait cruellement souffrir; parmi tous les moyens employés, il n'y a que les émissions sanguines locales qui lui aient procuré du soulagement. Le 1er août 1861, M. A** arrive à Brides : il commence sa cure par 5 à 6 verres d'eau; dès les premiers jours, les fonctions du tube digestif se régularisent par la purgation et les douches ascendantes. Il continue ainsi pendant une vingtaine de jours et fait tous les jours une promenade à pied. Au bout de ce temps, M. A** se trouve beaucoup mieux et considérablement soulagé; il n'y a presque plus de traces, chez lui, de plethore abdominale; l'appétit est revenu avec la gaité habituelle; il nous quitte à la fin du mois complétement satisfait de son traitement, et se promettant bien de revenir une autre année.

MALADIES DE L'APPAREIL CÉRÉBRO-SPINAL.

22. CONGESTION CÉRÉBRALE.

Madame N** de Lyon, 47 ans, tempérament très sanguin, teint fortement coloré, est une personne grosse, grande et plethorique. Elle souffre depuis 3 ans de violents maux de tête, de congestions cérébrales continuelles ; la marche est pénible et difficile, la digestion n'est pas bonne ; il y a un certain embarras de la parole et un peu de constipation ; menstruation irrégulière, âge critique. Nous faisons prendre les Eaux à dose purgative à cette dame, et lui conseillons une douche ascendante tous les deux jours. Au bout de quelques jours, une légère amélioration se manifeste ; la figure est moins animée : les maux de tête ne sont plus aussi violents ni aussi continuels, et notre malade peut se promener plus librement. Elle continue ainsi son traitement pendant 25 jours et elle part à la fin de juillet (1868) dans un état d'amélioration remarquable. Cette amélioration a continué pendant toute l'année, et l'année suivante (1869) Mme N** est revenue faire une nouvelle cure pour consolider la première.

23. CONGESTION SÉREUSE ET PASSIVE DU CERVEAU.

M. M** de Paris, négociant, 51 ans, tempérament lymphatique, arrive à Brides le 1er août 1861, atteint d'une congestion séreuse et passive des méninges. M. M** a des envies continuelles de dormir ; sa tête est lourde et pesante ; les fonctions digestives s'accomplissent mal, et ses jambes refusent de le porter. Nous le mettons de suite à la dose purgative ; d'abondantes évacuations séreuses ont lieu et commencent à soulager notre client ; il reprend courage et continue sa cure avec assiduité ; nous lui faisons prendre également plusieurs douches ascendantes par semaine. Au bout de quelques jours, M. M** qui avait une figure bouffie, jaunâtre, acquiert des couleurs plus naturelles ; l'appétit et les forces reviennent en même temps ; il fait de longues promenades sans aucune fatigue ; et après 25 jours de traitement, très satisfait des Eaux, il entreprend un voyage de plaisir, pour rentrer ensuite à Paris.

24. CONGESTION VEINEUSE DES MEMBRANES DE L'ŒIL.

M. E** de Carouge, 60 ans, tempérament bilieux, est affecté de congestion veineuse des membranes internes de l'œil, qui se traduit par de la photophobie, une grande fatigue oculaire, l'impossibilité de fixer longtemps un objet ; l'œil droit est plus spécialement atteint ; M. E** ne peut voir de cet œil qu'en inclinant fortement la tête de côté ; il ne peut se raser, à cause de la divergence actuelle des axes optiques. M. E** boit les Eaux à dose *purgative* et prend des douches ascendantes ; de plus il se lave les yeux tous les matins avec de l'eau thermale. Une amélioration sensible se déclare dès les premiers jours ;

au bout de 2 semaines M. E** peut lui-même se faire la barbe, ce qu'il n'a pu faire depuis plusieurs mois ; son teint est devenu moins bilieux ; ses fonctions digestives se font mieux, et il commence à pouvoir lire sans fatigue ; enfin après trois semaines de traitement M. E** rentre dans ses foyers (juillet 1870) très content du résultat favorable de sa cure.

25. PARALYSIE SUITE D'APOPLEXIE.

M. le curé de X... près Saint-Julien (Hte-Savoie), 60 ans, tempérament sanguin, a subi, il y a quelques mois, une forte attaque d'*apoplexie*. Traité alors rigoureusement par la méthode déplétive, les saignées et les évacuants, il n'a pu quitter le lit qu'au bout de 40 jours, mais il lui fut impossible de reprendre les fonctions de son ministère ; car ses facultés intellectuelles avaient baissé, ses jambes ne pouvaient le soutenir ; il avait perdu complètement la mémoire et ne pouvait parler qu'avec beaucoup de difficulté. Cependant des soins assidus améliorent sa position, et c'est alors (juillet 1860) qu'il arrive à Brides dans l'état suivant : grande faiblesse des jambes dont il ne peut se servir qu'avec l'aide d'un bâton ; altération de la mémoire, car il ne peut se rappeler certains mots qu'il cherche longtemps et en vain ; sa langue encore épaissie lui remplit la bouche et se meut avec peine ; il se plaint de maux de tête continuels et de l'impossibilité de manger ; ses yeux fatigués ne peuvent lire attentivement, car il voit les lettres changer de place et chevaucher les unes sur les autres. Nous lui conseillons, de commencer sa cure uniquement par la boisson de l'eau minérale à dose purgative ; il la supporte bien, et chaque jour il obtient 3 ou 4 évacuations alvines très abondantes. Après 10 jours de ce traitement, notre vénérable ecclésiastique s'aperçoit d'une amélioration notable dans son état ; il nous dit avec joie que ses membres inférieurs sont plus solides, qu'il mange mieux et que sa langue est moins embarrassée ; sur notre avis, il continue la boisson pendant dix jours encore et prend quelques douches ascendantes. Au bout de ce temps, M. le curé se trouve assez bien pour dire la messe qu'il n'avait pas célébrée depuis plus de trois mois. Enfin, quelques jours après, presque entièrement rétabli, et plein de reconnaissance pour nos Eaux, il part joyeux pour son presbytère (1).

26. HÉMIPLÉGIE ANCIENNE PAR SUITE D'APOPLEXIE.

M. M** de Lyon, 66 ans, tempérament sanguin, a eu, il y a quelques mois, une attaque d'apoplexie qui a laissé après elle une hémiplégie avec aphasie. Il y a maintenant un peu d'amélioration ; le malade peut manger, mais avec peine et hésitation ; il commence à parler, mais très souvent on ne le comprend pas. Il a le teint rouge,

---

(1) J'ai déjà publié cette observation dans une brochure intitulée : *Les Eaux thermales de Brides-les-Bains* en 1860 et 1861, page 33.

injecté ; il se plaint de maux de tête et de constipation ; les facultés intellectuelles sont faibles et fatiguées. Grande tendance à de nouvelles congestions. M. M** prend les Eaux à dose purgative, ainsi que des douches ascendantes. Au bout de quelque temps, une légère amélioration se produit chez notre malade ; il mange avec plus d'appétit ; il se sent plus solide et marche avec plus d'assurance ; il a la tête moins lourde et s'exprime plus facilement. Vers les derniers jours de sa cure, nous lui faisons prendre quelques douches sur les jambes ; il s'en trouve bien ; et après trente jours de traitement, il quitte nos Eaux (juillet 1870) dans un état de santé *très amélioré*. Nous savons d'ailleurs que M. M** a passé un bon hiver ; il est revenu en 1871 faire une nouvelle cure.

27. MALADIES NERVEUSES. — MIGRAINE.

Mme L** d'Annecy, 32 ans, tempérament bilieux prononcé, d'un facies sub-ictérique, arrive à l'Etablissement thermal de Brides le 10 juillet 1861, se plaignant de douleurs névralgiques atroces dans la tête en correspondance des sinus frontaux ; elle ne peut lire sans éprouver des vertiges très fatigants ; les digestions sont d'ailleurs mauvaises ; elle souffre ainsi depuis une année, elle est presque désespérée de son état que n'ont pu améliorer diverses médications. Mme L** prend les Eaux à dose purgative dont elle obtient des effets extraordinaires ; soulagée dès le début, elle renaît à l'espérance, et continue sa cure avec exactitude ; après quelques jours, nous lui conseillons quelques douches ascendantes et des bains. Au bout de la quinzaine, Mme L** se trouve, pour ainsi dire, transformée par les Eaux : des couleurs fraîches et rosées ont succédé au teint de jaunisse antérieur ; la migraine a disparu, l'appétit est bon, et les forces reviennent peu à peu. Vingt et un jours de cure se sont écoulés, et Mme L** part de Brides avec la joie d'y avoir récupéré la santé.

28. SURDITÉ.

M. G** de Savoie, 45 ans, tempérament bilieux, exerçant une profession sédentaire, est *dyspeptique* depuis 2 à 3 ans et depuis lors il est devenu presque *sourd*. Habituellement constipé, il digère mal et est sujet de temps en temps à des crises bilieuses. Il commence les Eaux à dose purgative et prend plusieurs douches ascendantes par semaine. Après quelques jours de ce traitement, M. G** se trouve mieux ; les eaux lui produisent beaucoup d'effet purgatif ; il digère plus facilement, et ce qui le surprend davantage, c'est qu'il entend mieux. Il continue son traitement ; il fait, de plus, sur notre conseil, des excursions quotidiennes dans les montagnes voisines, ce qui lui procure une transpiration abondante. L'amélioration se continue de jour en jour, et à la fin de son traitement (juillet 1864), sa surdité que j'appelerai *bilieuse* a presque complétement disparu. M. G** part de Brides, très satisfait du résultat obtenu auquel il ne s'attendait pas du tout.

29. AFECTION MÉLANCOLIQUE.

M. V** de X, près de Paris, est un homme marié, âgé

de 34 ans, au teint décoloré. Il a eu, en mars 1861, une affection *mélancolique*, se formulant par une jalousie anormale. Cet état mental a un peu cédé, mais il est accompagné maintenant d'une violente céphalalgie qui le tourmente nuit et jour ; le sommeil est nul. Dès son arrivée, M. V** prend les Eaux à dose purgative ; une abondante purgation s'établit, et amène un peu de calme chez notre malade qui peut dormir un peu, ce qu'il n'avait pu obtenir depuis fort longtemps. La boisson purgative est continuée, nous lui prescrivons, de plus, l'emploi d'une douche ascendante tous les deux jours, afin de déterminer un mouvement fluxionnaire dérivatif. Un soulagement marqué se déclare ; la céphalagie a diminué considérablement ; le malade peut goûter un sommeil réparateur ; il fait de grandes excursions dans la montagne pour se distraire ; l'appétit revient avec une meilleur coloration dans la figure ; le moral commence à se relever ; enfin, après un mois de traitement, il y a une amélioration remarquable dans l'état de M. V** ; il nous quitte assez content et emportant une bonne provision d'eau minérale. (août 1861).

30. HYPOCHONDRIE.

Mme M** de ... en Savoie, 50 ans, tempérament bilieux-nerveux est profondément *hypochondriaque ;* elle a continuellement ce qu'elle appelle des *noirs*, fuit la société et s'ennuie à mourir. Mme M** digère fort mal, mange fort peu et est sujette de temps en temps à des attaques *bilieuses*. Nous lui faisons prendre, dès le début, les Eaux à *dose purgative* qui produisent une véritable débacle de matières noirâtres ressemblant à de la poix fondue. Ces évacuations bilieuses qui se renouvellent pendant quelques jours, produisent un soulagement considérable chez notre malade ; elle devient moins triste, acquiert de l'appétit, et change pour ainsi dire, de caractère. Au bout de 25 jours de traitement (juillet 1864) Mme M** a repris sa gaité habituelle et elle part en bénissant les Eaux.

MALADIES DE LA PEAU.

31. ÉRYTHÈME CHRONIQUE DE LA FACE.

Mme B** de Genève est une personne très grasse, d'une constitution plethorique, âgée de 50 ans. Depuis quelques années, la moindre émotion, la plus petite contrariété lui font monter le sang au visage et donnent lieu à un érythème (rougeur) de la face avec phlyctènes et une sensation de brûlure ; cela dure quelques jours, et cela se reproduit souvent. Mme B** boit les Eaux à la dose de 6 à 8 verres par jour ; il s'en suit une copieuse purgation quotidienne qui amène un bien-être qui n'existait pas depuis quelques années. De plus, nous conseillons à cette dame, outre la boisson, plusieurs bains et plusieurs douches ascendantes pris alternativement dans le courant de la cure. Au bout de trois semaines de traitement, Mme B** complétement guérie quitte l'Etablissement thermal à la fin d'août 1860. Nous avons eu le plaisir de la voir de nouveau à Brides en 1861, et elle nous a assuré que sa guérison s'était maintenue et que les eaux lui avaient fait le plus grand bien.

32. ACNÉ ROSACÉ. — COUPEROSE.

Mme D** de Lyon, 46 ans, tempérament sanguin, se trouve dans la période de la *ménopause;* elle porte depuis quelques mois un *acné* d'un rouge vif sur le nez et les joues ; elle éprouve des chaleurs dans la tête et digère difficilement. Mme D** boit les Eaux à dose purgative et prend alternativement des douches ascendantes et des bains tous les jours. Sous l'empire de ce traitement, l'injection de la figure diminue sensiblement ; il se produit une légère exfoliation de la peau, et la digestion s'accomplit dans de meilleures conditious, Le traitement est continué pendant 4 semaines, et alors (juillet 1862) Mme D** presque complétement guérie rentre dans ses foyers.

33. ECZÉMA.

M. C** de Lyon, 60 ans, tempérament sanguin, arrive à Brides les premiers jours de juillet 1860 ; il est affecté d'un eczéma des oreilles et du cuir chevelu. Plusieurs saisons antérieures à Vichy n'ont pu faire disparaître cette éruption. Il y a chez M. C** un peu de plethore abdominale ; les digestions sont bonnes. M. C** se met à la boisson des Eaux à dose purgative ; il prend en outre un bain de piscine tous les jours, et il se lotionne les parties malades avec l'eau thermale 2 fois par jours. Après quelques jours de ce traitement, l'affection eczémateuse se modifie heureusement, le suintement diminue, et les surfaces excoriées tendent à la cicatrisation ; bref, au bout de trois septenaires, ou ne voit presque plus de traces eczémateuses. M. C** part pour Lyon à la fin de juillet; son médecin nous l'a adressé de nouveau en 1861 pour continuer sa guérison.

34. PSORIASIS.

M. P** des environs de Moûtiers, 65 ans, tempérament bilieux, à la suite de chagrins de famille et d'habitudes un peu alcooliques a été atteint de *psoriasis* dans les extrémités inférieures ; il porte aux jambes et aux cuisses des plaques épaisses, sèches, d'un blanc-grisâtre qui lui occasionnent des démangeaisons insupportables. Du reste, il mange fort peu et digère mal. Nous lui faisons prendre les Eaux de Brides à dose purgative ; il se baigne également tous les jours. Bientôt une amélioration se fait sentir ; le malade a meilleur appétit ; le prurit a presque disparu et les squammes s'amincissent. Après deux semaines de traitement, M. P** est obligé d'interrompre ; mais il revient au bout de 15 jours ; il continue sa cure pendant quelque temps (2 semaines). Les écailles cutanées ont disparu complétement ; il ne reste plus qu'une légère exfoliation de la peau, et il part guéri à la fin d'août 1868.

35. ULCÈRES CHRONIQUES DES JAMBES.

Mme A** de Chambéry, 43 ans, tempérament sanguin, constitution pléthorique, est atteinte d'*ulcères variqueux* à la jambe gauche depuis 8 mois ; elle a employé toutes espèces de pommades et de lotions sans succès. Mme A** débute par la boisson de l'Eau minérale à dose purgative; nous lui prescrivons également des douches ascendantes à cause de la plethore abdominale; de plus, Mme A. lave sa jambe 2 fois par jour avec l'eau thermale. Au bout de quelques jours, les ulcérations sont moins sanieuses et semblent se retrécir; la malade se sent plus légère et peut marcher plus aisément. Encouragée par cette amélioration, cette dame continue son traitement thermal avec exactitude; après 20 jours de cure, les ulcères sont cicatrisés à la grande joie de la malade qui n'osait l'espérér; elle rentre chez elle à la fin du mois d'août 1867. La guérison s'est maintenue, et nous avons revu notre cliente à Bridés l'année suivante.

MALADIES DE L'APPAREIL GÉNITO-URINAIRE.

36. RÉTENTION D'URINE — ENGORGEMENT DE LA PROSTATE.

M. D** âgé de 72 ans, d'un tempérament sec et bilieux, atteint d'ischurie, est obligé de recourir continuellement au cathétérisme. Les Eaux de Brides prises en boissons, après 7 à 8 jours, amènent l'évacuation naturelle des urines comme à l'état normal. Pendant 3 ans consécutifs, M. D** éprouvant les mêmes accidents, a trouvé à Brides un soulagement considérable à ses souffrances.

37. RÉTENTION D'URINE PAR PARALYSIE DE LA VESSIE.

M. P** de (Savoie), 65 ans, urine goutte à goutte et ne peut vider la vessie que par le moyen de la sonde. Administration des Eaux en boisson, puis en douches ascendantes et en douches sur l'hypogastre. Au bout de trois semaines, sensation du besoin d'uriner et évacuation naturelle de l'urine sans instrument (1).

38. CHLOROSE.

Mlle F** de la Savoie, 18 ans, tempérament lymphatique, est *chlorotique* au plus haut degré. Menstruation irrégulière et insuffisante, palpitations violentes, bruit de souffle à la région du cœur, appétit nul ou bizarre, toux sèche, maux de tête continuels, décoloration générale des muqueuses, faiblesse extrême, moral triste, tels sont les principaux symptômes que présente cette jeune personne. Ses parents qui l'accompagnent craignent qu'elle ne soit atteinte d'une affection de poitrine. Nous lui prescrivons les Eaux à *dose tonique*, c'est-à-dire, 2 à 3 verres par jour, quelques douches ascendantes pour stimuler la circulation abdominale, et plusieurs bains par semaine.

---

(1) Les observations 36 et 37 sont tirées du Manuel du Baigneur, par le Dr Laissus père.

Dès la première semaine, ces moyens joints à la pureté de l'air et à la salutaire influence de promenades dans la montagne amènent un soulagement notable ; l'appétit se déclare, et l'on parvient à faire manger de la viande à cette jeune fille qui n'en mangeait plus depuis longtemps ; un teint animé succède à la blancheur de cire de son visage ; elle devient plus gaie et plus communicative. Nous lui conseillons alors de continuer la boisson à dose tonique et de prendre quelques bains de Salins, à fin de la frrtifier de plus en plus. Après trois semaines de ce traitement, la plupart des malaises énumérés plus haut ont disparu. Mlle F** se sent forte, fait de longues excursions sans fatigue, mange et dort bien. Elle part avec ses parents à la fin de septembre 1869, avec une santé complètement rétablie.

39. MÉNOPAUSE. — AGE CRITIQUE.

Mme B** de Lyon, âge 46 ans, tempérament bilieux, a eu plusieurs enfants ; depuis 11 mois, la menstruation d'abord irrégulière, s'est arrêtée complètement ; dès lors, Mme éprouve continuellement des sueurs et des bouffées de chaleur au visage ; elle a des maux de tête fréquents, des fourmillements dans tous les membres ; elle ne peut dormir et digère mal. Nous faisons prendre à Mme B** les Eaux de Brides à *dose purgative ;* nous conseillons égale- des douches ascendantes. Une abondante purgation quotidienne s'établit et produit de suite une amélioration marquée dans l'état de Mme B** : en effet elle n'éprouve plus de sueurs ni de vapeurs ; elle digère plus facilement elle ressent moins les picotements à la peau. Mme B** continue sa cure et prend de plus, quelques bains : après un mois de traitement, Mme B** ne ressent presque plus aucun des malaises qui l'avaient amenée à Brides et elle nous quitte (août 1870) très satisfaite de sa cure.

40. CONGESTION PASSIVE CHRONIQUE DE L'UTÉRUS.

Mme S** de Grenoble, âge 30 ans, tempérament lymphatique est atteinte depuis quelque temps d'une congestion chronique passive de l'utérus, se traduisant par un sentiment de plénitude dans le bassin, par des tiraillements dans les reins, par des métrorrhagies, par de la dyspepsie, de la constipation, de la difficulté de marcher, de la faiblesse, etc. Il y a relâchement du col utérin. Nous conseillons les Eaux d'abord à dose tonique, puis à dose purgative ; Mme prend également des douches ascendantes et des bains généraux. Au bout de quelques jours, les fonctions digestives s'accomplissent mieux ; la constipation et les maux de reins ont cessé, et la marche est plus facile. Nous prescrivons des injections avec l'eau thermale. Après 25 jours de traitement, Mme S** se sent beaucoup mieux ; elle est plus légère, plus forte, et elle part (septembre 1864) avec le regret de ne pouvoir rester plus longtemps à Brides. Nous savons d'ailleurs que l'amélioration obtenue ne s'est pas démentie.

41. ENGORGEMENT DE L'UTÉRUS.

Mme M** d'Annecy, âge 38 ans, tempérament lymphatique a été affectée, à la suite de couches pénibles, d'un engorgement considérable de la matrice. La palpation combinée avec le toucher dénote une augmentation de volume de l'organe. Le teint de la malade est jaunâtre ; elle éprouve une sensation désagréable de pesanteur dans le bas-ventre, une douleur gravative au sacrum, la menstruation est diminuée ; la digestion est lente et difficile ; il y a dyspepsie flatulente et la malade marche avec peine. Mme M** prend les Eaux à *dose purgative*, ainsi que des douches ascendantes et des bains généraux ; nous lui prescrivons également des injections avec l'eau thermale ; au bout de trois semaines de traitement, Mme M** est dans un état de santé très satisfaisant ; elle a repris son teint naturel, elle a récupéré l'appétit et les forces ; son ventre a beaucoup diminué ; la pésanteur du petit bassin a disparu, et elle fait de petites promenades sans se fatiguer. Elle part à la fin de juin 1865.

42. TUMEURS FIBREUSES DE L'UTÉRUS

Mme S** de Grenoble, âge 47 ans, tempérament bilioso-nerveux est atteinte, selon le diagnostic d'un éminent spécialiste de Lyon, de tumeurs fibreuses de l'utérus. Elle est dans l'état suivant : anémie profonde à la suite des pertes sanguines répétées qu'éprouve la malade ; nervosisme extraordinaire ; crises d'étouffements faisant craindre une mort imminente ; sensation de pesanteur hypogastrique ; ballonnement du ventre ; métrorrhagies fréquentes ; douleurs profonde dans le bas-ventre. écoulement glaireux, inappétence, constipation, faiblesse extrême, etc. Nous commençons les Eaux à dose *tonique* avec beaucoup de ménagements ; ce n'est qu'au bout d'une semaine que nous permettons de temps en temps une douche ascendante. Nous faisons prendre ensuite les Eaux à dose *légèrement laxative;* notre intéressante malade s'en trouve bien , il lui semble qu'elle a meilleur appétit, et elle se sent plus de courage ; d'un autre côté, ses crises nerveuses s'éloignent de plus en plus, et les hémorrhagies utérines sont moins fréquentes. Après un mois de traitement, Mme S** a le teint plus coloré, elle peut aller elle même à la source sans fatigue, ce qu'elle n'aurait certainement pas pu faire au commencement de la cure ; l'écoulement muqueux a cessé, son état, en un mot, est amélioré d'une manière remarquable. Mme S** quitte nos Eaux à la fin septembre 1863. L'amélioration considérable obtenue à Brides continue pendant l'hiver suivant, et plus tard au mois de juillet 1864 cette dame revient à nos Eaux pour faire une nouvelle cure ; son état général est bien meilleur que l'année précédente ; l'anémie a presque disparu. cette seconde cure réussit également bien, et Mme S** enchantée du résultat inespéré des Eaux rentre chez elle au milieu du mois d'août 1864. Depuis lors, Mme S** que nous avons eu le plaisir de revoir plusieurs fois, est allée de mieux en mieux ; et son état actuel est aussi satisfaisant que peut le permettre la maladie grave dont elle était atteinte.

43. STÉRILITÉ.

Mme la comtesse G** de Milan, est une jeune femme lymphatique, âgée de 27 ans, mariée depuis 5 ans et sans enfants. Elle est dyspeptique ; ses digestions sont lentes et difficiles ; son état général tient un peu de l'anémie ; la menstruation est insuffisante. Mme G** commence à boire les Eaux à *dose tonique ;* après quelques jours, elle les prend à dose *laxative.* Nous lui conseillons des bains généraux et des douches ascendantes. Au bout de 25 jours de traitement, la dyspepsie a presque disparu ; Mme digère mieux et se sent plus forte ; les règles qui ont été avancées ont été plus abondantes ; en un mot, l'organisme tout entier ressent une influence salutaire de l'usage de nos Eaux, et Mme la comtesse G** part avec son mari à la fin d'août 1863. L'année suivante, cette dame nous a écrit pour nous faire part de la naissance d'un fils et de sa reconnaissance éternelle pour les Eaux de Brides.

44. *Id.*

Mme X** de L., département du Rhône, 32 ans, tempérament lymphatico-nerveux, n'a pas d'enfant. Il y a chez elle état bilieux, dyspepsie, nervosisme, faiblesse, engorgement passif de l'utérus avec relachement des ligaments, pertes blanches, douleur hypogastrique sourde, constipation. Nous prescrivons tout d'abord les Eaux à dose purgative pour combattre l'état bilieux et la dyspepsie ; Mme prend également des douches ascendantes, des injections, et des bains généraux. Dès les premiers jours, le teint moins est jaune, la digestion se fait mieux, et Mme se sent plus forte et moins énervée. Elle continue son traitement pendant 27 jours ; Mme se trouve alors mieux ; les pertes blanches ont presque disparu ; la sensation de pesanteur du bas-ventre a beaucoup diminué, et l'appétit est devenu excellent. L'année suivante, Mme a vu se réaliser ses plus chères espérances en donnant le jour à un bel enfant.

MALADIES DE L'APPAREIL LOCOMOTEUR.

45. RHUMATISME CHRONIQUE.

M. C** de la Savoie, 50 ans, tempérament bilieux, plethore abdominale, est affecté depuis une dizaine d'années, de douleurs rhumatismales erratiques. Il a essayé inutilement des Eaux d'Aix-les-Bains à plusieurs reprises ; encouragé par ses amis, il se décide à faire une cure à Brides. Nous ne lui faisons prendre les Eaux qu'en boisson à dose purgative pour commencer le traitement. Après quinze jours d'abondantes évacuations, nous lui conseillons trois *bains de vapeur* par semaine, tout en continuant la boisson à plus faible dose. Dès le premier bain à l'étuve, un soulagement notable se manifeste ; les douleurs perdent leur acuité, les articulations deviennent plus souples et les mouvements plus faciles. Les urines de briquetées qu'elles étaient, sont devenues plus claires. M. C** continue cette médication quelques jours encore ; enfin, après un mois de séjour à l'Etablissement, se trouvant presque guéri, il nous quitte en laissant ses douleurs rhumatismales à Brides, (juillet 1861).

46. AFFECTION GOUTTEUSE CHRONIQUE.

M. B*** de la Suisse, 48 ans, tempérament sanguin, plethore abdominale, est *goutteux;* il a fait plusieurs saisons à Vichy. Tout dernièrement il a éprouvé un peu de congestion cérébrale avec bourdonnement, difficulté de parler, perte de la mémoire; il y a actuellement dyspepsie état bilieux, ballonnement du ventre, constipation, tristesse, gravelle rouge, douleur sourde à un pied. M. B** prend dès le début des Eaux à *dose purgative;* elles lui réussissent bien et amènent bientôt un soulagement marqué du côté des fonctions digestives. Il continue sa cure pendant vingt et un jours, et M. B** part à la fin de juillet 1870, avec une grande amélioration de son état de santé. Cette amélioration s'est maintenue; et depuis, M. B** est revenu à Brides faire deux nouvelles cures qui lui ont également bien réussi.

47. RHUMATISME GOUTTEUX CHRONIQUE.

M. S** de A. (Savoie) 68 ans, tempérament sanguin, plethore abdominale, est atteint d'un rhumatisme goutteux qui de temps en temps immobilise ses membres, avec une oppression considérable, grande difficulté de digérer, et enflure des extrémités; outre cet état, il y a presque toujours des feux à la figure, et il éprouve une grande gêne à marcher. Les urines sont habituellement briqueutées ; et il dort peu. M. S** commence les Eaux à dose purgative ; il prend ensuite quelques douches ascendantes. La purgation quotidienne soulage beaucoup notre malade, en diminuant la plethore veineuse abdominale, et en améliorant les fonctions de l'assimilation. Au bout de vingt jours, M. S** se sent plus léger, moins oppressé, et dort mieux ; il reste encore quelques jours à Brides ; il peut alors faire de petites promenades sans fatigue. Il rentre dans ses foyers à la fin d'août 1867, très satisfait du résultat obtenu. La meilleure preuve que nos Eaux lui ont fait grand bien, c'est que dès lors, chaque année, M. S** est revenu faire une nouvelle saison à nos Eaux.

MALADIES DES ORGANES RESPIRATOIRES.

48. BRONCHITE CHRONIQUE AVEC EMPHYSÈME.

Mlle B** de Carouge, 68 ans, tempérament bilieux, est atteinte de *bronchite chronique* avec emphysème. Elle a beaucoup d'oppression qui est liée à une hypérémie commençante du foie et à une dilatation passive du cœur. Elle a le teint jaunâtre, digère mal et marche avec peine. Nous faisons prendre les Eaux à *petite dose*, pour commencer, puis à dose laxative ; nous conseillons également quelques douches ascendantes. Au bout de quelques jours, Mlle B** se trouve beaucoup mieux ; elle tousse moins, mange davantage, et éprouve beaucoup moins d'étouffements à la marche. Mlle continue sa cure pendant 25 jours ; elle a repris son teint naturel et ses forces au bout de ce temps là, et elle nous quitte très contente de l'amélioration remarquable que nos Eaux lui ont procurée. (juillet 1870).

49. CATARRHE CHRONIQUE DES VOIES RESPIRATOIRES.

M. L** de S. (Savoie), 60 ans, tempérament sanguin, pléthore veineuse abdominale, teint bourgeonné, est atteint depuis quelques mois, d'une affection catarrhale chronique des voies respiratoires. Il tousse et expectore passablement; la moindre marche lui occasionne de l'oppression et de la transpiration ; les fonctions digestives sont languissantes. M. L** commence sa cure par la boisson de l'eau minérale à dose purgative, et par l'usage des douches ascendantes. Dès les premiers jours, l'oppression paraît diminuer ; l'appétit augmente ; l'expectoration est plus facile, et le malade se sent moins gêné pour la marche. Après vingt-cinq jours de traitement, M. L** a un teint plus naturel, digère parfaitement, et ne tousse plus que par rares intervalles. Heureux de cet excellent résultat, M. L** nous quitte à la fin d'août 1863, et depuis lors, il est revenu plusieurs fois, faire une nouvelle provision de santé à Brides.

50. ENGORGEMENT PULMONAIRE.

M. S** de T. près Lyon, 55 ans, tempérament lymphatique, pléthore veineuse abdominale, obésité, est affecté depuis quelque temps d'un engorgement du poumon gauche ; il éprouve une oppression considérable à la marche ; il y a en même temps dyspepsie et état hémorrhoïdaire. M. S** prend dès le début les Eaux à dose purgative ; 5 à 6 verres suffisent pour produire une abondante purgation ; il emploie, en outre, les douches ascendantes, trois fois par semaine. Au bout de trois semaines de traitement, M. S** se trouve dans d'excellentes conditions de santé ; il n'a plus de dyspnée, peut faire de longues promenades sans fatigue, respire normalement et et ressent un bien-être général. Il part à la fin de juillet 1871 ; nous avons eu le plaisir de le revoir à Brides dans la dernière saison.

31. HYPERTROPHIE DU COEUR AVEC DILATATION.

M. B** de C. (Hte Savoie), 48 ans, tempérament sanguin, état hémorrhoïdaire, est atteint d'une maladie du cœur ; il souffre de palpitations, respire avec peine ; il a la face congestionnée, ne peut pas dormir et mange fort peu. Il y a engorgement du système de la veine-porte, et un commencement d'œdème aux extrémités inférieures ; M. B** commence l'usage des Eaux par la boisson à dose purgative ; au bout d'une semaime, nous lui conseillons de prendre quelques douches ascendantes pour décongestionner l'arbre veineux abdominal. Une amélioration notable se manifeste ; il y a moins d'oppression, l'œdème des pieds diminue, notre malade a meilleur appétit et peut goûter un peu de sommeil. Obligé de partir avant d'avoir fini son traitement, M. B** revient à Brides un mois après en se louant de l'amélioration déjà obtenue ; et il est revenu une 3me fois au printemps de 1872 pour continuer la médication qui lui avait fait beaucoup de bien l'année précédente.

52. INSUFFISANCE AURICULO-VENTRICULAIRE.

M. D** de Genève, 65 ans, tempérament bilieux. est affecté d'une maladie du cœur (insuffisance auriculo-ventriculaire) se traduisant par de la dyspnée, un engorgement du foie, une grande faiblésse dans les jambes. M. D** a eu anciennement une affection rhumatismale qui a été traitée par les Eaux d'Aix. Nous faisons prendre à M. D** nos Eaux à dose purgative ; il en résulte d'abondantes évacuations sérieuses qui soulagent beaucoup notre malade. M. D** prend également des douches ascendantes. Après trois semaines de ce traitement, il y a une amélioration très sensible dans l'état de santé de M. D** qui nous quitte en se promettant bien de revenir une autre année. Nous n'avons plus eu de ses nouvelles depuis lors.

MALADIES GÉNÉRALES.

53. FIÈVRE INTERMITTENTE REBELLE.

M. A** de Rome, frère de la Doctrine Chrétienne, est atteint depuis 3 ans d'accès fréquents de fièvre intermittente qu'aucun remède n'a pu vaincre. Age 43 ans, teint jaunâtre, inappétence complète. Nous conseillons au frère A** de boire les Eaux à dose purgative, et de faire de grandes excursions dans la montagne ; il prend, en outre, de temps en temps quelques douches ascendantes. Les Eaux produisent d'abondantes évacuations. Pendant tout le temps de la cure, le frère A** n'éprouve que deux accès de fièvre ; il part après trois semaines de traitement, après avoir récupéré l'appétit et les forces, et nous savons de source certaine que depuis son séjour à Brides (septembre 1871) la fièvre périodique qui minait notre intéressant malade n'est plus revenue, et qu'il a pu de nouveau reprendre sa carrière de l'enseignement qu'il avait du abandonner.

34. HYPERTROPHIE DE LA RATE.

M. B** de A. en Savoie, 30 ans, tempérament lymphatique, a travaillé longtemps en Affrique où il a contracté des fièvres intermittentes qui lui ont laissé un hypertrophie considérable de la rate ; la percussion démontre une augmentation notable du volume de l'organe, qui occasionne de l'oppression, une tension pénible du ventre, et un commencement d'œdème aux malléoles. Le malade profondément anémié est sans appétit et sans forces. Ce malade nous ayant consulté pendant l'hiver, nous lui faisons boire les Eaux de Brides transportées à domicile ; il les prend à dose purgative pendant trois semaines. Au bout de ce temps, ce jeune homme est transformé ; la rate est revenue à son état normal ; il digère bien et peut marcher sans essoufflement ; les couleurs lui reviennent avec les forces, et il ne se sent plus aucun malaise (janvier 1872).

35. ANÉMIE GRAVE.

M. C** de A., 25 ans, tempérament lymphatique, est

atteint d'une anémie grave qui s'est développée à la suite d'une fièvre *bilieuse hématurique* contractée au Sénégal. Rentré en France pour se soigner, M. C** arrive à Brides les premiers jours de juillet 1871. Il est dans l'état suivant : coloration jaune paille, faiblesse considérable, inappétence complète, digestions pénibles, oppression à la moindre marche, léger œdème aux malléoles. M. C** commence à prendre les Eaux à dose tonique, puis plus tard à dose purgative ; il prend également des bains de piscine. Dès les premiers jours, l'appétit se déclare et les digestions se font plus aisément ; la teinte jaune du visage disparaît et s'efface, les forces reviennent graduellement. Après un mois de traitement, M. C** est complétement rétabli, et il quitte nos Eaux au commencement du mois d'août 1871. La guérison ne s'est pas démentie.

56. ANÉMIE (HYDRÉMIE).

Mme D** de S. H. (Savoie), 45 ans, tempérament lymphatique, est profondément *anémique* à la suite de métrorrhagies répétées et abondantes. Elle a un teint couleur de cire, et ne peut faire la moindre marche sans essoufflement. Faiblesse extrême, point d'appétit, bouffissure générale, maux de tête, insomnie, constipation. Mme D** a eu anciennement la fièvre intermittente ; elle habite encore actuellement un pays marécageux. Nous conseillons, pour commencer, la boisson des Eaux, à dose *tonique ;* puis ensuite quelques douches ascendantes pour combattre la constipation. Une amélioration sensible se déclare dès la première semaine ; nous faisons prendre alors pendant quelques jours les Eaux à dose laxative, pour les reprendre ensuite à dose tonique; Mme D** emploie aussi quelques bains. Au bout de trois semaines de traitement, les couleurs et les forces sont revenues, il y a bon appétit, et le sommeil est possible; en somme, l'amélioration est considérable, et Mme D** part pour son pays à la fin d'août 1872, très satisfaite du résultat de sa cure.

57. LYMPHATISME.

Le jeune D**, âgé de 10 ans, a un tempérament lymphatique par excellence. Il a le ventre gros, les chairs flasques, le teint pâle, les glandes cervicales grossies et les extrémités osseuses saillantes; il est faible, et peu développé. Il souffre depuis quelques mois d'une ophtalmie rebelle accompagnée de photophobie; il a également des croûtes dans le nez d'où s'écoule de temps en temps une matière mucoso-purulente; on a tenté en vain toute espèce de médication pour remédier à cet état. Nous faisons prendre à cet enfant les Eaux de Brides à dose *laxative;* 2 verres suffisent; nous lui faisons faire aussi des lotions avec l'eau thermale. Au bout de quelques jours, l'inflammation oculaire diminue ainsi que la photophobie; le teint est plus rosé, l'enfant mange mieux et est plus gai. Nous conseillons alors à sa mère de lui faire prendre quelques bains à Salins pour le fortifier d'avantage; il fait ainsi un traitement mixte, boisson de l'Eau de Brides le matin, et bains de Salins dans la journée. Après un mois de ce traitement, l'enfant D** est méconnaissable; les croûtes nasales ont disparu, il n'y a presque plus de traces de l'inflammation des yeux ; on ne sent presque pas les glandes cervicales, et l'enfant plus fort et plus vigoureux se livre avec joie aux ébats de son âge dont il est privé depuis longtemps. Sa mère l'emmena à la fin d'août 1870, dans d'excellentes conditions de santé.

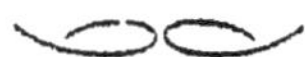

On voit donc par ce qui précède combien est belle et bonne la part de propriétés thérapeutiques que les Eaux de Brides ont reçue de la nature ; elle sont tout à la fois *toniques* et *purgatives ;* mais c'est surtout comme *purgatives* qu'elles doivent fixer l'attention des médecins et des malades. Nos Eaux méritent d'autant plus d'être enfin appréciées à leur juste valeur que la France est pauvre en eaux minérales *purgatives,* et qu'elles viennent ainsi combler une grande lacune dans l'hydrologie minérale française, en remplaçant avantageusement les Eaux allemandes si vantées de Kissingen et de Carlsbad.

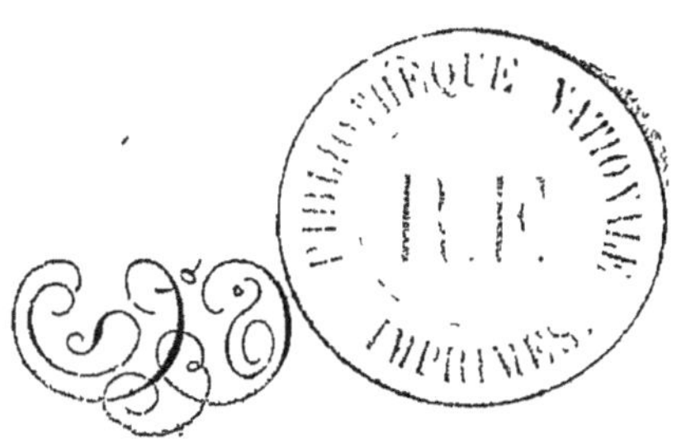

TABLE DES MATIÈRES.

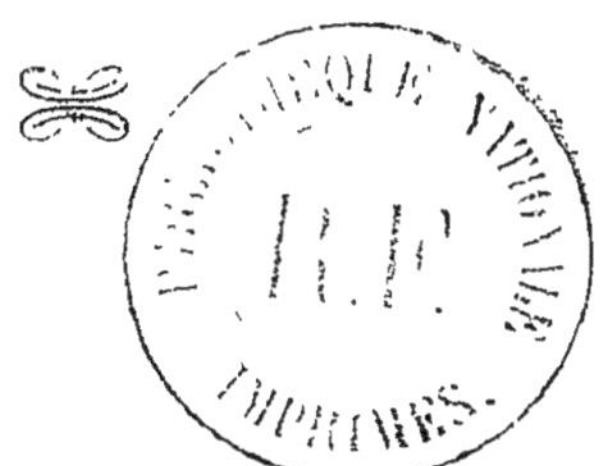

www.ingramcontent.com/pod-product-compliance
Lightning Source LLC
Chambersburg PA
CBHW050104210326
41519CB00015BA/3818

* 9 7 8 2 0 1 9 5 8 7 5 7 4 *